Klaus P. Waldmann

Natürlich gesund und aktiv mit

Apfelessig

Mangelerscheinungen,
Verdauungsbeschwerden und
Schmerzen mit den Heilkräften
des uralten Hausmittels
beseitigen

Urania

Inhalt

Apfelessig gestern und heute   4
   Essig – Lebensmittel seit
   Jahrtausenden   4
   Apfelessig als Medizin   6

Die Apfelessig-Kur   8
   Inhaltsstoffe des Apfelessigs –
      besonders wertvoll   8
   Das Grundrezept   8
   Variationen   10

Apfelessig selbst gemacht   11
   Vom Saft zum Most   11
   Vom Most zum Essig   12

Was kann Apfelessig?   14
   Vernichtung unerwünschter Keime   14
   Unterstützung der Verdauung   15
   Anregung des Stoffwechsels   16
   Schutz vor frühzeitiger Zellalterung   17
   Freie Radikale   17
   Beta-Carotin als Gegenspieler   17
   Fitneß für Herz und Kreislauf   17
      Kalklöser für die Adern?   17
      Pektin gegen Cholesterin   18
   Verbesserung der Blutzirkulation   18
   Kalzium für Knochen und
      Stoffwechsel   19
      Kalizum in richtiger Form   19
      Vorbeugung gegen Osteoporose   19

Apfelessig gegen viele Beschwerden   20
   Verdauung   20
   Stoffwechsel   22
   Verletzungen   23
   Erkältungen und Infektionen   25
   Herz, Kreislauf, Blutgefäße   28
   Hautprobleme   29
   Weitere Beschwerden   31

Apfelessig macht schön   33
      Hautpflege nach dem Waschen   33
      Apfelessig zum Baden   34
      Natürliche Kosmetik   35
      Haarpflege mit Apfelessig   37

Apfelessig in der Küche   39
   Rezepte mit Äpfeln und Apfelessig   40
      Aufbauende Gerichte   40
      Rezepte für jeden Tag   42

Register   46

Apfelessig gestern und heute

Essig – Lebensmittel seit Jahrtausenden

Seit die Menschen zuckerhaltige Säfte und Sude zu alkoholischen Getränken vergären können, kennen sie auch den Essig. Denn Essig ist chemisch betrachtet nichts anderes als ein Abbauprodukt: Bestimmte Bakterien zersetzen Alkohol in Essigsäure, und der Essig, wie wir ihn im Alltag kennen, ist eine Lösung aus Essigsäure und Wasser. Die aber hat es in sich. Seit Jahrtausenden wissen die Menschen, daß man dieses biologische »Abfallprodukt« vielfältig einsetzen kann: Essig macht verderbliche Lebensmittel haltbar, fördert die Verdauung, ist ein universelles Reinigungsmittel, frischt die Farben von Textilien auf, verbessert den Geschmack vieler roher und gegarter Speisen und löscht den Durst. Und es ist eines der wichtigsten Heilmittel, das die Natur sozusagen frei Haus liefert.

Alle Völker der Antike kannten den Essig und nutzten ihn auf vielfältige Weise. Von den Germanen, Assyrern, Griechen, Babyloniern, Ägyptern, Israeliten, Römern und anderen Kulturvölkern sind Schriften erhalten, in denen die Verwendung von Essig dokumentiert wird. Sie bereiteten aus zuckerhaltigen Früchten Wein und ließen ihn an der Luft zu Essig vergären. Den nutzten sie, um Wild, Fische oder das Fleisch ihrer geschlachteten Haustiere, Früchte und Gemüse, die sie gesammelt oder von ihren Äckern geerntet hatten, haltbar zu machen. Nur so konnten sie auch Jahreszeiten und »magere« Perioden überleben, in denen keine frischen Nahrungsmittel zu bekommen waren.

Aus alten Rezepten weiß man, daß Essig auch benutzt wurde, um das zähe, faserige Fleisch älterer Tiere zarter und genießbar zu machen. Auch wurden schwere Speisen mit Essig gewürzt, um sie leichter verdaulich zu machen.

Immer aber wurde in alten Schriften der Essig auch als Heilmittel beschrieben. Man nutzte ihn zur Reinigung und Versorgung von Wunden, ohne etwas von seiner desinfizierenden Wirkung zu ahnen. Essig half bei Schwellungen, Bissen und Stichen, heilte Blutergüsse und schmerzhafte Prellungen. Wer an Durchfall litt, trank Essigwasser. Es galt als wirksame Medizin gegen Fieber, Darmträgheit und Verstopfung, um nur einige, bereits in der Antike bekannte Anwendungsgebiete zu nennen.

Apfelessig gestern und heute

Mit Sauerwein oder Essig machten die Köche des Mittelalters fette Gerichte besser verdaulich. Die Essigträger, die ihre Ware in großen Holzfässern durch die Städte und Dörfer fuhren und an die Haushalte verkauften, waren geachtete, gut verdienende Leute, die auch bei den Steuereintreibern sehr beliebt waren, denn natürlich erhoben die Obrigkeiten auf das wertvolle Naß stattliche Steuern. Und neben den bekannten medizinischen Anwendungen verwendeten ihn auch die Pestärzte, sowohl für die Behandlung ihrer Patienten, denen sie Essigwasser zu trinken gaben, als auch für sich selbst zur Vorbeugung und zum Waschen der Hände und ihres Körpers.

Der Sauerwein war eine Art Vorläufer des heutigen Apfelessigs. Er wurde aus wildwachsenden Äpfeln gekeltert und mit Essig, Rosenwasser und Zucker gewürzt. In manchen Gebieten wurde statt des vergorenen Apfelmosts auch echter Wein oder ein stark verdünnter Essig genommen. Er wurde je nach Gegend sehr kräftig mit Knoblauch, Minze, Salbei, Petersilie und anderen Kräutern oder mit exotischen Gewürzen wie Nelken, Zimt, Ingwer oder Pfeffer versetzt. Das sollte nicht nur den Geschmack verbessern, sondern auch die Heilkräfte der Kräuter und Gewürze verstärken.

Eher aus der Not geboren war zunächst die Verwendung von Essig als Getränk. Denn Wein hielt in der Antike und im Mittelalter nicht sehr lange. Man lagerte ihn in Tongefäßen, in denen er dem Luftsauerstoff ausgesetzt war. Deswegen wurden über kurz oder lang unweigerlich die Essigsäure-Bakterien aktiv. Sie ließen den Wein »kippen«. Mit Wasser verdünnt und mit Honig gesüßt, ergab der Essig ein wohlschmeckendes Getränk, das den Durst löschte.

Dabei erwies sich eine Eigenschaft des Essigs als besonders vorteilhaft: Er ist relativ stabil, wenn erst einmal der Alkohol – bis auf einen geringen Rest von etwa 0,2 Prozent – in Essigsäure umgewandelt ist. Die übrigen Inhalts- und Geschmacksstoffe bleiben dabei weitgehend erhalten. Essig kann man also sehr gut transportieren und aufbewahren, wodurch er ein ideales »Konzentrat« für das in Antike und Mittelalter bedeutendste Erfrischungsgetränk war: das Essigwasser. Es war mithin ein Akt der Barmherzigkeit, als der römische Soldat dem gekreuzigten Christus einen mit Essig bzw. mit Essigwasser getränkten Schwamm an den Mund hielt, um dessen

ESSIGDIEBE

Als im Mittelalter die gefürchteten Pestepidemien grassierten, spezialisierten sich manche Räuber darauf, die Häuser von Pestopfern auszuplündern, in die sich kein anderer hineintraute. Diese sogenannten Essigdiebe rieben sich von Kopf bis Fuß mit Essig ein, und sie glaubten fest, daß sie dadurch vor einer Ansteckung sicher wären.

Apfelessig gestern und heute

Durst zu stillen. Heute ist bei uns der Weinessig am weitesten verbreitet. Doch er wird keineswegs immer aus Rot- oder Weißwein gemacht. Meist steht kleingedruckt auf dem Etikett, daß es sich um eine Mischung aus (oft höchstens einem Viertel bis zur Hälfte) echtem Weinessig und einer (aus der Retorte stammenden) Essigsäurelösung handelt. Mit wohlklingenden Vokabeln wie »weinwürzig« wird dieser Verschnitt von den Werbestrategen sozusagen geadelt. Essig ist aber nicht gleich Essig. Das merken Sie bereits beim Einkaufen. Von teuren Essigspezialitäten wie dem italienischen Aceto Balsamico oder dem Himbeer-, Estragon- oder Sherryessig reicht das Angebot bis zur farblosen, 25prozentigen Essigessenz, die man mit Wasser und/oder Wein oder Säften auf die richtige Konzentration (5 bis 7 Prozent) verdünnt.

Apfelessig als Medizin

Während Wein wegen seiner hohen Ansprüche an Klima und Böden schon immer ein recht teures und längst nicht überall verfügbares Produkt war, wuchsen und wachsen Apfelbäume und andere fruchttragende Bäume, Sträucher und Stauden entweder wild oder werden vom Menschen seit Jahrtausenden kultiviert. Seit langer Zeit ist Apfelessig ein bewährtes Mittel der Volksmedizin, das vor allem in der Vorbeugung von Krankheiten und Beschwerden einen wichtigen Platz einnimmt. Denn

Apfelessig reguliert viele Organfunktionen, bekämpft schädliche Mikroorganismen und vernichtet Krankheitserreger. Dabei sind bis heute keine schädlichen Nebenwirkungen festgestellt worden.

In neuerer Zeit wurden der Apfelessig und seine wohltätigen Wirkungen durch einen amerikanischen Arzt »wiederentdeckt«: Dr. De Forest Jarvis, der als Landarzt in Vermont arbeitete und dort mit der traditionellen Medizin der Bevölkerung in Kontakt kam. Mit Obstessig machte er in der Gesundheitsvorsorge bei Haustieren vielfältige gute Erfahrungen, und in dem Buch, das er Ende der 50er Jahre veröffentlichte, empfahl er für den Menschen eine Mixtur aus verdünntem Apfelessig mit Honig als vorbeugendes Mittel zur Gesunderhaltung bis in ein hohes Alter.

Heute wird Apfelessig in verschiedenen Schulen der alternativen Medizin als wichtiges Mittel mit vielfältigen Einsatzmög-

MIT MASS UND ZIEL

Zu Recht gilt Apfelessig als ein wirksames, mildes und nebenwirkungsfreies Mittel der alternativen Heilkunde und Volksmedizin. Aber auch er kann keine Wunder vollbringen. Bleibt eine Behandlung mit Apfelessig wirkungslos oder liegt eine schwere Krankheit vor, ist eine fachgerechte ärztliche Untersuchung und Behandlung notwendig.

Apfelessig gestern und heute

lichkeiten angesehen. Erkältungen, Störungen der Verdauung, Verletzungen, Hautkrankheiten, Herzbeschwerden, Abgeschlagenheit sowie Nieren- und Blasenleiden werden erfolgreich mit Apfelessig behandelt. Angewendet wird er innerlich oder äußerlich, je nach Bedarf.

Obwohl Essig eine hochwirksame Säure enthält, vertragen selbst Kinder und geschwächte Patienten eine Mischung von Apfelessig und Wasser in der Regel hervorragend. Er ist eine mild wirkende Medizin, die sogar hervorragend schmeckt, wenn man ihn mit etwas Honig oder Fruchtsäften vermischt.

Dieses Naturprodukt, das man auch problemlos selber herstellen kann (siehe S. 11 ff.), ist ein ausgesprochen billiges Heilmittel, denn es wird aus überall erhältlichen Äpfeln gemacht. Besonders wirksam ist der Apfelessig in Kombination mit Honig, der ebenfalls viele antibakterielle Wirkstoffe, Vitamine, Enzyme und Mineralien enthält. Offenbar ergänzen sich die Wirkstoffe in der Mischung und verstärken dabei ihr Heilpotential erheblich.

Auch naturwissenschaftlich orientierte Ärzte werden keine Einwände haben, wenn Sie neben den Medikamenten und anderen verordneten Maßnahmen wie Diät, Krankengymnastik oder Bädern auch Ihr Hausrezept mit Apfelessig anwenden. Denn auch wenn es bis heute keine wissenschaftlich abgesicherten Studien über die Wirkungsweise dieses Naturproduktes gibt, bleibt es unbestritten, daß es keine unerwünschten Wirkungen hervorruft und in vielen Fällen zu einer spürbaren Linderung der Beschwerden beiträgt.

Die Apfelessig-Kur

Inhaltstoffe des Apfelessigs – besonders wertvoll

Äpfel gelten zu recht als gesund. Sie enthalten große Mengen an Mineralstoffen und Vitaminen sowie das cholesterinsenkende Pektin. Fast alle diese Inhaltsstoffe sind auch in fachgerecht gereiftem Apfelessig noch enthalten. Man hat bisher 20 Mineralstoffe und Spurenelemente, Essigsäure, Zitronen-, Milch- und Propionsäure, diverse Enzyme und Aminosäuren festgestellt, dazu fast 20 verschiedene Alkoholarten, verschiedene organische Säuren und andere biologisch aktive Substanzen. Da sich die Untersuchungsmethoden der Chemie und Biochemie immer weiter verfeinern, kann man sicher sein, daß in den nächsten Jahren weitere neue, wertvolle Inhaltsstoffe in Äpfeln und Essig entdeckt werden.

Allerdings ist es unmöglich, genaue und allgemein gültige Angaben über die Wirkstoffmengen des Apfelessigs zu machen. Denn er ist ein Naturprodukt, das aus den verschiedensten Apfelsorten hergestellt wird. Und das Obst ist während seiner »Produktion« wechselnden Umweltbedingungen – wie Witterung, Nährstoff- und Wasserversorgung – ausgesetzt.

SCHATZKAMMER APFELESSIG

Mineralstoffe	Spurenelemente	Vitamine
Kalium	Kupfer	Vitamin C
Natrium	Eisen	Vitamin E
Magnesium	Silizium	Vitamin A und Beta-Carotin
Kalzium	Fluor	Vitamin B1, B2 und B6
Phosphor		Vitamin P (Rutin)

Allerdings sagen Zahl und Menge der Inhaltsstoffe noch nichts über deren Wirksamkeit im Apfel aus, denn viele Effekte treten nur dann auf, wenn die Stoffe in einem ganz bestimmten Mischungsverhältnis und in gut verwertbaren Verbindungen bereitstehen. Im Apfelessig sind physiologisch hochwirksame Verbindungen vorhanden, die während der Verdauung zu einem großen Teil aufgenommen werden.

Das Grundrezept

Zur allgemeinen Vorbeugung, zur Anregung des Stoffwechsels und zur Steigerung des Wohlbefindens können Sie eine ganz

Die Apfelessig-Kur

einfache Apfelessig-Kur machen. Eine Liste von Beschwerden, die auf eine langfristige Kur mit Apfelessig positiv ansprechen, finden Sie auf Seite 10.

Auch wenn Apfelessig ein reines Naturprodukt ist, müssen Sie bei der Anwendung doch einige Regeln beachten. Vor allem darf er nur in wenigen Ausnahmefällen unverdünnt benutzt werden. Zwar liegt der natürliche Gehalt an Essigsäure in der Regel nur bei 3–7 Prozent, doch selbst diese Lösung ist für die meisten Fälle noch zu stark. Denken Sie daran, daß Essigsäure eine ätzende Chemikalie ist, mit der man sorgfältig und vorsichtig umgehen muß.

Achten Sie darauf, daß das Wasser nicht zu kalt ist, denn das schadet zum einen dem Magen, zum anderen löst sich der Honig schlecht auf. Wenn es Ihnen schmeckt, können Sie auch leicht angewärmtes Wasser verwenden. Erhitzen Sie es aber nicht über 50 °C, weil sonst Enzyme und andere Wirkstoffe in Honig und Essig zerstört werden. Das morgendliche Glas Apfelessig-Elixir können Sie – vorausgesetzt, Sie vertragen den Apfelessig gut – bedenkenlos auf Dauer jeden Tag trinken.

APFELESSIG-ELIXIER FÜR JEDEN TAG

1 EL naturvergorener Apfelessig
1–2 TL Honig
1 Glas (ca. 0,2 Liter) frisches Wasser
(oder Mineralwasser mit Kohlensäure)

Mischen sie die drei Zutaten. Trinken Sie davon jeden Morgen gleich nach dem Aufstehen ein Glas.
Bekommt Ihnen dies nicht, können Sie die Mischung auch nach dem Frühstück einnehmen. In Zeiten besonderer Belastungen, z. B. bei Frühjahrsmüdigkeit, können Sie die Menge auf drei Gläser täglich steigern.
Trinken Sie die Mischung langsam und in kleinen Schlucken, damit sie in der optimalen Temperatur im Magen ankommt.
Nach Geschmack können Sie auch mehr oder weniger Apfelessig verwenden oder stärker mit Honig süßen. Dies hat auf die Wirksamkeit keinen Einfluß.

WARNUNG

Nicht jeder verträgt Apfelessig gut. Achten Sie unbedingt auf allgemeine Bekömmlichkeit oder Hautreaktionen wie Rötungen oder Ausschläge, wenn Sie ihn das erste Mal innerlich oder äußerlich anwenden. Wenn Sie das Gefühl haben, etwas ist nicht in Ordnung, brechen Sie die Einnahme oder Anwendung ab. Sie können versuchen, sich mit – allerdings weniger wirksamen – anderen natürlich gewonnenen Essigsorten zu behelfen.
Die Unverträglichkeitsreaktionen können in seltenen Fällen auch nach jahrelanger Anwendung plötzlich auftreten.

Die Apfelessig-Kur

Variationen

Auch wenn Ihnen süße Getränke wenig schmecken, sollten Sie auf die Zugabe von Honig nicht verzichten, weil er die Wirksamkeit des Apfelessigs wesentlich steigert. Wenn Sie als Diabetiker keinen Honig essen dürfen oder ihn wegen einer Allergie nicht vertragen, können Sie auch Fruchtsäfte untermischen bzw. den Apfelessig in den unverdünnten Saft geben. Lassen Sie sich zur Abwechslung auch mal Apfelessig mit Möhren-, Sauerkraut-, Tomaten- oder einem anderen Gemüsesaft schmecken.

Weniger geeignet für solche Mix-Drinks ist dagegen Milch. Sie kann durch die Essigsäure gerinnen und dadurch Beschwerden auslösen.

HIER HILFT DIE APFELESSIG-KUR:

Verdauung	Aufstoßen, Völlegefühl, Blähungen, Sodbrennen, Verstopfung, Darmträgheit, Durchfall, Übelkeit, Verdauungsstörungen, Darminfektionen, leichte Lebensmittelvergiftungen
Entzündungen und Infektionen	Erkältungen, Husten, Schnupfen, Halsschmerzen Zahnfleischentzündungen, Ausfluß bei Frauen, Pilzinfektionen (Fußpilz)
Herz-Kreislauf-System	kalte Füße, kalte Hände, ständiges Frieren, müde, geschwollene Füße, Hämorrhoiden
Haut und Haare	Hautunreinheiten, Neigung zu Pickeln und Furunkeln, Haarausfall, brüchige Haare und Nägel, Hautreizungen, Jucken, starke Hornhautbildung, Hühneraugen, Warzen, schlecht heilende Wunden, Ausschläge, Insektenstiche, Sonnenbrand, leichte Verbrennungen
Muskeln und Gelenke	Gelenk- und Muskelschmerzen, Muskelschwäche, müde Augen, Blutergüsse und Zerrungen
Allgemeines Wohlbefinden	Kopfschmerzen, Ein- und Durchschlafstörungen, Atemnot, Abgeschlagenheit, Frühjahrsmüdigkeit, Appetitlosigkeit, Gereiztheit, Nervosität, depressive Verstimmung, Vergeßlichkeit und Konzentrationsschwierigkeiten

Apfelessig selbst gemacht

Wenn Sie Apfelessig selber herstellen wollen, sollten Sie die ersten Versuche nur mit kleineren Mengen starten (2–3 kg Äpfel). Aber im Prinzip ist es keine Kunst, ein brauchbares Ergebnis zu erzielen. Wichtig ist bei beiden Gärungsvorgängen größtmögliche Sauberkeit. Verunreinigungen können zu Fäulnis und ungenießbaren Produkten führen.

Apfelessig entsteht in drei Schritten: Zunächst müssen die Früchte zerkleinert und gepreßt werden, um den Saft zu gewinnen. Unter Luftabschluß wird der Saft in zwei bis vier Wochen zu alkoholhaltigem Most (Apfelwein) vergoren. Nach Abschluß dieser Gärung setzt man die Essiggärung in Gang, zu der Luftsauerstoff benötigt wird. Dieser Schritt dauert zwei bis drei Monate. Sie brauchen einen nicht zu kühlen Raum, am besten einen Keller oder ein nicht benutztes Zimmer. Außerdem benötigen Sie geeignete Gefäße, empfehlenswert sind ausreichend große Gärballons aus Glas oder Holzfässer. Die Gefäße müssen luftdicht zu verschließen sein. Jedes Gärgefäß benötigt für die alkoholische Gärung ein Gärröhrchen, um das Eindringen von Luftsauerstoff zu verhindern.

Für die zweite Gärung, bei der aus dem Alkohol Essigsäure entsteht, sind dagegen Gefäße mit möglichst großen Öffnungen – Eimer, große Töpfe bzw. Bottiche – nötig, damit der Sauerstoff ungehindert Zugang hat. Um Verschmutzungen zu vermeiden, müssen die Gefäße während der Essiggärung mit einem Leintuch oder Fliegengitter verschlossen werden. Bei der Essiggärung entwickeln sich zeitweise unangenehm stechende Gerüche (wie von Lösungsmittel oder Klebstoff), die normal und unbedenklich sind. Man sollte allerdings den Gärraum lüften können.

Vom Saft zum Most

! Wählen Sie für Ihren Apfelessig möglichst süße Apfelsorten aus, die nicht gespritzt sind. Ideal sind Früchte aus biologisch-dynamischem Anbau.

! Waschen Sie die Äpfel mit kaltem Wasser und schneiden Sie sie samt Schale und Kerngehäuse in grobe Stücke. Pressen Sie die Früchte gut aus und geben Sie anschließend die ausgepreßten Rückstände mit in den Saft. Verdünnen Sie die Maische mit ca. 10 Prozent Wasser.

Apfelessig selbst gemacht

! Sie können warten, bis die natürlichen Hefepilze, die auf den Schalen der Äpfel leben, mit der Gärung beginnen. Besser ist es, Sie geben Hefe hinzu, entweder ganz normale Backhefe oder Reinzuchthefe. Oder Sie versetzen die Maische mit einem guten Schuß Apfelmost vom Vorjahr.

! Geben Sie die Maische in luftdichte Behälter, die höchstens zu drei Vierteln gefüllt werden dürfen, weil sie sonst während der Gärung überlaufen könnten.

! Verschließen Sie die Gärgefäße luftdicht mit einem durchbohrten Kork- oder Gummistopfen, durch den das Gärröhrchen gesteckt ist. Füllen Sie das Röhrchen mit Wasser, damit keine Luft eindringen kann.

! Während der Gärung, die in kühlen Räumen etwa drei bis vier Wochen dauert, in wärmeren schon nach 14 Tagen abgeschlossen sein kann, darf das Gefäß keinesfalls geöffnet werden, um Geschmack und Qualität beeinträchtigende Keime fernzuhalten.

! Je langsamer die Apfelmaische gärt, desto besser wird der daraus entstehende Most. Ideal sind Temperaturen um 10 °C, Frost allerdings zerstört die Hefen.

! Schaumbildung auf der Oberfläche sieht zwar unschön aus, ist aber ganz normal.

! Bildet sich kein Gas mehr, ist die Gärung abgeschlossen. Die Hefen haben allen verfügbaren Zucker in Alkohol umgewandelt. Wie hoch der Alkoholgehalt ist, hängt davon ab, wie süß die Äpfel waren.

Vom Most zum Essig

! Rühren Sie das Fruchtfleisch im Most auf. Füllen Sie das Gemisch in die Gefäße für die Essiggärung. Auch sie dürfen höchstens zu drei Vierteln gefüllt werden.

! Auch die Essiggärung kommt im Prinzip von selbst in Gang. Doch damit störende »Fehlgärungen« nicht auftreten, verschaffen Sie den Essigbakterien einen Startvorteil, indem Sie entweder etwas Apfelessig, spezielle Essigkulturen aus dem Garten- oder Kellereifachhandel oder – die beste Lösung – sogenannte Essigmutter zusetzen. Essigmutter ist die etwas schaumige, schlierige Masse, die sich auf dem in Essiggärung befindlichen Most bildet. Wie beim Hefeteig ein Vorteig angesetzt wird, so können Sie Essigmutter herstellen, wenn man etwas Essig und Most zu gleichen Teilen in einem offenen Topf stehen läßt; nach 2–3 Tagen hat sich die »Kahmhaut«, wie die Essigmutter auch genannt wird, gebildet.

! Binden Sie die Gefäße mit Tüchern zu.

! Essigbakterien entfalten ihre optimale Aktivität bei etwas höheren Temperaturen, Ideal sind 25 bis 28 °C. Doch auch normale Zimmertemperaturen reichen vollkommen aus. Kälter als 18 °C sollte es allerdings

Apfelessig selbst gemacht

nicht für längere Zeit werden, sonst stellen die Bakterien ihre Tätigkeit ein. Temperaturen über 35 °C dagegen töten sie ab.

> **TIP**
>
> *Sollte Ihnen der Essig zu sauer geraten sein, können Sie ihn problemlos jeweils vor Verwendung durch die Zugabe von Apfelsaft geschmacklich verbessern.*

🔸 Ein stechender Geruch zeigt an, daß die Gärung in Gang ist (Bildung von Ethylazetat). Sobald er nicht mehr auftritt, ist die zweite Gärung abgeschlossen und der Essig fertig. Das ist in der Regel nach zwei bis drei Monaten der Fall.

🔸 Filtern Sie den Essig jetzt durch ein sehr dichtes (oder ein mehrlagig gefaltetes) Leintuch, das Sie ausgekocht haben. Sie können auch einen Papierfilter (Kaffee- oder Teefilter, Trichterfilter aus dem Laborfachhandel) verwenden, doch das dauert länger. Am einfachsten gießen Sie den Essig vorsichtig über die Kante des Gärgefäßes ab, so daß der Rückstand aus Fruchtfleisch, Hefen und Bakterien zunächst zurückbleibt. Geben Sie den Rückstand erst zum Schluß in den Filter, damit er langsam abtropfen kann. Sie können den Rückstand auch vorsichtig ausdrücken, um auch die letzen Tropfen nicht zu vergeuden – aber natürlich nur mit gründlich gewaschenen Händen.

> **WICHTIG**
>
> *Absolute Sauberkeit ist Voraussetzung für den Erfolg Ihrer Essigproduktion: Alle Geräte und Behälter müssen mit heißem, möglichst kochendem Wasser gründlich gespült werden. Filtertücher und Korken sollten Sie auskochen.*

🔸 Damit sich keine wertvollen Bestandteile verflüchtigen können, füllen Sie den Essig in kleine Flaschen. Verbrauchen Sie ihn innerhalb eines Monats. Verschließen Sie die Flaschen immer sorgfältig mit einem Korken.

Haben Sie etwas Geduld, wenn es nicht beim erstenmal klappt. Auch die Bereitung von Essig, den nur Unwissende verächtlich als Abfallprodukt bezeichnen, ist eine Kunst, die eine gewisse Übung verlangt. Und bedenken Sie, daß sich hochqualifizierte Kellermeister weltbekannter Weingüter nicht nur mit dem Rebensaft, sondern auch mit edlen Essigen einen Namen machen, die meist in kleinen Fläschchen verkauft werden – und bei Spitzensorten hundert Mark und mehr kosten.

Lassen Sie sich aber nicht entmutigen. Selbst wenn Ihnen die ersten Versuche nicht optimal gelingen, brauchen Sie Ihren Essig nicht wegzuschütten, sondern können ihn durch Zugabe von unvergorenem Apfelsaft fast immer in ein genießbares Produkt verwandeln.

Was kann Apfelessig?

Vernichtung unerwünschter Keime

Wichtigste und bekannteste Verwendungsmöglichkeit des Essigs ist natürlich die Konservierung von Lebensmitteln. Sie beruht auf der desinfizierenden Wirkung der Essigsäure. Sie tötet schädliche Keime wie Bakterien, Hefe- und Schimmelpilze ab, oder sie versetzt sie zumindest in eine Art Starre. Dadurch können sie sich weder vermehren noch ihre gefährlichen Stoffwechselgifte absondern. Die mit Essig behandelten Lebensmittel verderben also nicht; sie bleiben zumindest sehr viel länger genießbar.

Bestimmte Bakterien sind im Essig lebensfähig. Diese Bakterien entfalten eine zusätzliche antibiotische Wirkung, sie können bestimmte Krankheitserreger angreifen und zerstören.

Außer der Essigsäure enthält Apfelessig noch zwei weitere wichtige Substanzen, die im Apfel vorhanden sind bzw. bei der Essiggärung entstehen: Tannin und Propionsäure. Beide sind wie die Essigsäure als Konservierungsstoffe wirksam.

Sie tun sich und ihrem Körper also durchaus etwas Gutes, wenn Sie saure Gurken, Mixed Pickles oder andere sauer eingelegte Gemüse essen. Allerdings sollten Sie diese »Konserven« selber herstellen, denn die

Warum Apfelsaft braun wird

Wenn die Äpfel beim Keltern kleingehäckselt und ausgepreßt werden, setzen die zerstörten Zellwände den Gerbstoff Tannin frei, der ein hochwirksames Konservierungsmittel ist. Im Kontakt mit dem Luftsauerstoff verfärbt sich das Tannin bräunlich. Es verleiht dem Apfelsaft und später auch dem Essig seine goldgelbe Farbe.

Kein Allheilmittel

Auch der beste Apfelessig ist kein Wundermittel, mit dem Sie jede Infektion wirksam bekämpfen können. Ernstere Erkankungen, wie Infektionen oder Lebensmittelvergiftungen, müssen in jedem Fall von einem Arzt behandelt werden. In der Regel schadet es allerdings nicht, und es kann die Heilung beschleunigen, wenn man zusätzlich zu den verordneten Medikamenten Essigwasser trinkt.

Was kann Apfelessig?

Industrieprodukte werden in der Regel mit synthetisch hergestelltem Essig eingemacht, der natürlich nicht die wertvollen Bestandteile des Apfelessigs enthält.

Unterstützung der Verdauung

Apfelessig hilft, Fette und Kohlenhydrate für die Aufnahme in den Stoffwechsel aufzuschließen. Doch die verdauungsfördernde Wirkung des Essigs beginnt bereits viel früher, nämlich im Mund. Essig läßt einem buchstäblich das Wasser im Mund zusammenlaufen, denn er fördert den Speichelfluß. Dadurch wird der Nahrungsbrei zum einen dünnflüssig gemacht, damit er geschluckt werden kann, zum anderen aber enthält der Speichel bestimmte Enzyme, die bereits im Mund die Verdauung einleiten.

Diese Wirkung können Sie mit einem einfachen Test prüfen: Kauen Sie ein Stück Toast- oder Weißbrot lange und behalten es im Mund. Nach kurzer Zeit bemerken Sie einen süßen Geschmack, als ob Sie Zucker gegessen hätten. Tatsächlich haben Amylasen, das sind bestimmte Enzyme, die unverdauliche Stärke in verdauliche Zucker abgebaut.

Manche Menschen produzieren zu wenig Speichel. Ihnen kann es helfen, vor jeder Mahlzeit entweder ein paar Schlucke Essigwasser zu trinken, ihre Mahlzeit mit Essig zu würzen oder an der Essigflasche zu riechen. Dadurch wird der Speichelfluß in der Regel angeregt. Achten Sie beim Riechen aber darauf, einige Zentimeter Platz zwischen der Flasche und der Nase zu lassen, sonst kann der stechende Geruch Ihnen für einige Augenblicke den Atem nehmen.

In gleicher Weise regt Apfelessig auch die Produktion des Magensafts an, der den Nahrungsbrei für die weitere Verdauung aufschließt. Auf diesem Phänomen beruht offenbar auch die Wirkung von Apfelessig bei der Behandlung von Magengeschwüren, die durch regelmäßigen Alkoholgenuß verursacht sind. Der Magensaft legt sich schützend auf die empfindliche Magenschleimhaut.

Fäulnis im Darm: Direkte und indirekte Wirkungen

Darm	Haut	Weitere Wirkungen
Bauchschmerzen	Furunkel, Pickel, Akne	Kopfschmerz
Blähungen	Schweißausbrüche	Gicht
Durchfall im Wechsel mit Verstopfung		Ischias
übelriechender Stuhl		Blasenbeschwerden
		depressive Verstimmungen

Was kann Apfelessig?

Im Darm entfaltet der Apfelessig seine antiseptische und antibiotische Wirkung. Antiseptisch bedeutet, daß die Konservierungsstoffe viele Bakterien, Pilze und andere Erreger – vermutlich auch einige Virenarten – zerstören.

Bei all diesen Beschwerden kann eine schleichende Vergiftung des Darms die Ursache sein. Sie wird durch Fäulnisbakterien ausgelöst, die den Nahrungsbrei zersetzen, anstatt ihn in verwertbare Bestandteile zu zerlegen. Hier greift der Apfelessig ein, der schädliche Keime abtötet und für eine ungestörte Arbeit der gesunden Darmbakterien sorgt.

Die gleiche Wirkung entfaltet natürlich gewonnener Apfelessig nicht nur im Darm, sondern auch auf anderen Schleimhäuten, z. B. im Mund-Rachen-Raum und auf der Haut. Daher verwendeten schon die Ärzte der Antike Essiglösungen, um Wunden auszuwaschen und den gefürchteten Wundbrand zu verhindern.

Anregung des Stoffwechsels

Essigsäure, das weiß man seit den 50er Jahren, ist ein wichtiges Zwischenprodukt bei fast allen Stoffwechselvorgängen in unserem Körper. Vor allem bei der Energiegewinnung aus der Nahrung oder körpereigenen Depots spielt sie eine Schlüsselrolle. Daher bildet der Körper täglich bis zu 100 g Essigsäure in seinen Zellen. Wenn Sie regelmäßig Apfelessig nach unserem Grundrezept trinken oder Ihre Speisen damit würzen, erleichtern sie die Verbrennung erheblich. Denn nur mit Hilfe der Essigsäure kann der Mensch Kohlenhydrate und Fette in verwertbare Bausteine aufspalten.

Vermutlich gilt dies übrigens auch für die Aufnahme von Kochsalz. Auch wenn unsere heutige Ernährung eindeutig zu salzhaltig ist, fehlt dem Organismus offenbar häufig Salz. Auch dieser Widerspruch läßt sich leicht aufklären. Denn Salz ist nicht gleich Salz: Während es im Normalfall Wasser im Körper bindet und dadurch die Entgiftungsarbeit der Nieren beeinträchtigt (und vermutlich für erhöhten Blutdruck verantwortlich ist), kann regelmäßige Einnahme von Salz in Verbindung mit Apfelessig heilende Wirkung haben, beispielsweise auf die angegriffene Knorpelschicht von Gelenken. Heilpraktiker verordnen heute wieder oft das früher weit

REZEPT ZUR GELENKPFLEGE

Gegen rauh laufende, knarrende und bei Bewegung deutlich wärmer werdende Gelenke empfiehlt es sich, am Morgen 2 EL Apfelessig mit einem Glas Wasser vermischt langsam in kleinen Schlucken zu trinken.
Ist der Essig sehr sauer, können Sie 1 TL Honig unterrühren.

Was kann Apfelessig?

verbreitete Hausmittel Apfelessigwasser zum Einnehmen. Nach einer mindestens sechs Wochen dauernden Kur laufen die vorher oft »knarrenden« Gelenke wieder. Auch hier dürfte die Ursache der Heilkraft darin liegen, daß der Essig das Salz in eine Form überführt, in der es besonders gut für Stoffwechselvorgänge genutzt werden kann. Weil es dann tatsächlich wie ein sehr effektives Medikament wirkt, sollte man während der Kur mit Salz besonders sparsam umgehen.

Schutz vor frühzeitiger Zellalterung

Freie Radikale

Zunehmende Konzentration von Umweltgiften in Luft und Nahrungsmitteln lösen chemische Reaktionen aus, die zur Bildung der »freien Radikalen« führen. Das sind an sich harmlose Substanzen, denen ein Elektron entrissen wurde. Diesen Verlust wollen die Moleküle schnellstmöglich ausgleichen und besorgen sich ihrerseits ein Elektron aus der nächstmöglichen Substanz.

Treten solche Vorgänge in den Zellen oder zwischen den Zellen auf, entstehen regelrechte Kettenreaktionen mit fatalen Folgen für das Gewebe. Es altert viel zu schnell und reagiert empfindlich gegen jede weitere Störung. Auch harmlose Erreger können schwere Infektionen auslösen, weil das Immunsystem gestört ist. Die schlimmstmögliche Folge ist Krebs, der durch freie Radikale entsteht, wenn das Erbgut der Zellen von den aggressiven Substanzen angegriffen wird. Eine häufige Folge ist auch der Graue Star, der nur durch eine Operation geheilt werden kann.

Beta-Carotin als Gegenspieler

Wirksame Gegenmittel sind – auch nach Auffassung der naturwissenschaftlichen Medizin – sogenannte Antioxidantien, die die gefährliche Kettenreaktion im Körper verhindern können. Dazu gehört neben dem Vitamin C vor allem auch das Beta-Carotin (auch als Provitamin A bezeichnet), ein gelber Farbstoff, der in vielen Obstsorten, grünen Gemüsen und gelben Rüben enthalten ist. Auch Apfelessig enthält das Beta-Carotin. Der besondere Vorteil hier ist, daß das Carotin im Apfelessig in leichter aufnehmbarer Form vorliegt als in den Gemüsen und anderen Lebensmitteln.

Fitneß für Herz und Kreislauf

Kalklöser für die Adern?

Essig ist seit einigen Jahren wieder in vielen Haushaltsreinigern enthalten, weil seine Säure ein hervorragendes Mittel ist, um Fett, Kalk und andere Verschmutzungen zu lösen und zu entfernen. Zwar vermutet der amerikanische Arzt De Forest Clinton Jarvis, der Begründer der modernen Apfel-

Was kann Apfelessig?

essig-Therapie, daß die natürliche Säure die gefährlichen Kalziumablagerungen in den Blutgefäßen auflöst, doch ist diese These bislang nicht bewiesen. Die wissenschaftliche Medizin hält diesen Wirkmechanismus für eher unwahrscheinlich, denn schließlich wird der Essig bei der Verdauung in seine Bestandteile zerlegt.

Pektin gegen Cholesterin

Trotzdem gilt Apfelessig als sehr wirksames Mittel gegen die gefürchtete, in schweren Fällen lebensbedrohliche Arterienverkalkung oder Arteriosklerose. Dies hat aber vermutlich mehr mit einem anderen Stoff zu tun, dem Pektin. Es ist in großen Mengen in Äpfeln enthalten und übersteht sowohl die Alkohol- als auch die Essiggärung unbeschadet.

LDL-Cholesterin ist ein Blutfett, das sich zusammen mit Kalzium zunächst an kleinsten Verletzungen der Blutgefäße ablagert. Diese Ablagerungen werden immer dicker. Dadurch sinkt der Durchmesser der Arterien, die irgendwann einmal nicht mehr genügend Blut transportieren können. Das ist unangenehm, wenn es sich nur durch eine allgemeine Muskelschwäche äußert, kann aber lebensgefährlich wenden, wenn die Versorgung des Herzmuskels oder des Gehirns davon betroffen sind: Herzinfarkte oder Schlaganfälle können die Folge sein. Diese beiden Krankheiten sind in unseren Breiten die häufigste Todesursache. Und die Betroffenen werden immer jünger! Das aus Eiweißen bestehende Pektin ist als Geliermittel für Marmeladen und Gelees bekannt. Im Darm bindet es Gallensäuren, die in der Leber u. a. aus Cholesterin aufgebaut werden. Diese Gallensäuren sind aber für die Verdauung von Fetten in der Nahrung unbedingt erforderlich, weshalb sie sofort nachproduziert werden müssen. Die Leber holt sich das dafür nötige Cholesterin aus dem Blut. Daher kann es sich nicht mehr in dem vorherigen Maß an den Wänden der Blutgefäße ablagern.

In wissenschaftlichen Studien wurde nachgewiesen, daß Patienten, die unter einem zu hohen Cholesterinspiegel litten, nach einer sechswöchigen Behandlung mit pektinhaltigen Präparaten einen um bis zu 30 Prozent niedrigeren Spiegel des schädlichen LDL-Cholesterins aufwiesen als vor der Therapie.

Zwar sind auch andere Ballaststoffe, z. B. die Kleie von Haferflocken, als cholesterinsenkend bekannt, doch wirken sie meist deutlich kürzer und damit weniger effektiv. Denn Pektin ist wasserlöslich und wird nicht, wie die Feststoffe, direkt mit dem Stuhl ausgeschieden, sondern verbleibt wesentlich länger im Darm.

Verbesserung der Blutzirkulation

Weil das Blut im Körper wieder besser zirkulieren kann, wenn man täglich vorbeu-

Was kann Apfelessig?

gend Apfelessig nimmt, verbessert sich die Versorgung von Herz und Gehirn wieder. Man wird leistungsfähiger, das berichten übereinstimmend viele Patienten und Heilpraktiker. Auch die Muskeln können wieder besser arbeiten, weil sie mit Sauerstoff und Nährstoffen versorgt werden.

Kalzium für Knochen und Stoffwechsel

Kalzium in richtiger Form

Kalzium ist ein Mineral, das der Körper regelmäßig in großen Mengen braucht. Gut ein Kilogramm davon ist in den Knochen eines Erwachsenen enthalten, auch Zähne erhalten ihre Festigkeit durch dieses Mineral. Darüber hinaus werden die Funktionen der Muskeln, des Herzens und der Blutgerinnung mit Hilfe von Kalzium gesteuert. Starke Schwankungen im Kalziumhaushalt sind Ursache für schwere Blutungen und die Bildung von Wasseransammlungen in der Lunge (Lungenödem). Häufig ist Kalziummangel auch mitverantwortlich für allergische Reaktionen, z. B. ohne erkennbare Ursache auftretendes Nesselfieber. Eine Kalziumspritze läßt den unangenehm juckenden Ausschlag oft innerhalb Minuten oder Stunden verschwinden.

Apfelessig enthält fast ebensoviel Kalzium wie dieselbe Menge frische Äpfel. Es kann fast vollständig vom Körper aufgenommen werden, weil es chemisch an Zitronensäure gebunden ist. Auch hochwertige Kalziumpräparate aus der Apotheke enthalten diese Verbindung. Wichtigster Lieferant von Kalzium sind in der Regel Milchprodukte, in denen das Mineral an Milchsäure gebunden ist. Doch viele Menschen vertragen diese nicht und müssen daher auf andere Lebensmittel ausweichen.

Vorbeugung gegen Osteoporose

Apfelessig gilt als hervorragendes Mittel zur ausreichenden Kalziumversorgung für Kinder und ältere Menschen, vor allem für Frauen nach der Menopause, die häufig unter Osteoporose leiden. Bei dieser Krankheit werden die Knochen weich und brüchig, weil der Organismus einen Kalziummangel im Stoffwechsel ausgleicht.

TIP

Sie können Ihrem Körper besonders viel lebenswichtiges Kalzium zuführen, wenn Sie die Suppenknochen für eine Fleischbrühe mit Apfelessig (2–3 Eßlöffel pro Liter) kochen. Dadurch wird viel Kalzium, das ansonsten unlöslich ist, aus den Knochen gelöst. Auch wenn Sie selber eine Sülze herstellen und dafür z. B. Schweinsfüße auskochen, können Sie mit einem kräftigen Schuß Apfelessig nicht nur den Geschmack deutlich verbessern, sondern auch viel für eine bessere Kalziumversorgung tun.

Apfelessig gegen viele Beschwerden

Über die allgemeinen Wirkungen des Apfelessigs auf verschiedene Organe des Körpers wurde im vorigen Kapitel berichtet. Hier folgt nun eine Reihe von Rezepten, wie der Apfelessig bei den einzelnen Beschwerden hilfreich eingesetzt werden kann.

Verdauung

Das Aufstoßen ist in gewissem Rahmen eine natürliche Erscheinung, die jedoch quälend und unangenehm werden kann, wenn sie gehäuft auftritt und von einem brennendem Gefühl begleitet wird, das durch Magensäure entsteht, die zusammen mit der Luft aus dem Magen tritt und die Schleimhaut der Speiseröhre angreift.

Blähungen entstehen durch Fäulnisbakterien und andere Keime sowie durch die Verdauung sehr zellulosereicher Nahrung wie Hülsenfrüchte, Zwiebeln oder Vollkornprodukte. Wenn Sie häufig unter Blähungen leiden, trinken Sie kurz vor jeder Mahlzeit ein Glas des Apfelessigwassers in kleinen Schlucken, die Sie möglichst lang im Mund behalten sollten, damit sich Speichel untermischen kann.

Schluckauf bekämpfen Sie mit fünf Tropfen reinem Apfelessig, den Sie auf einen Teelöffel Zucker geben können, wenn sie den Essig nicht pur schlucken möchten. Außer diesem Rezept gibt es noch einige erprobte Hausmittel gegen den Schluckauf, für die Apfelessig verwendet wird. Mischen Sie 1/2 Tasse Apfelessigwasser nach Grundrezept (Seite 8 ff.) und geben Sie 1/2 Tasse Zitronensaft dazu. Das Gemisch in kleinen Schlucken trinken, wenn möglich ungesüßt. Manchmal hilft es auch, den Oberkörper mit reinem Apfelessig einzureiben – aber achten Sie auf mögliche Hautreaktionen!

Durchfall entsteht, wenn der Darm den Nahrungsbrei nicht richtig verdaut und ihn

> **TIP**
>
> *Aufstoßen, Blähungen und Sodbrennen können Sie reduzieren, indem Sie langsam und gründlich kauen, zu große Mahlzeiten vermeiden, schwerverdauliche Speisen (Gebratenes und Fettgebackenes, vor allem panierte Speisen, Vollkornbrot, sehr Fettes oder Süßes, stark gesalzene und gewürzte Speisen) möglichst meiden. Auch üppiges Abendessen kann die Beschwerden auslösen.*

Apfelessig gegen viele Beschwerden

zu schnell hinausbefördert. Dadurch drohen auf Dauer Mineralstoffverluste und Austrocknung. Ursachen können Entzündungen, Vergiftungen oder Infektionen sein. Gegen Durchfall trinken sie mehrmals täglich ein Glas Wasser, in das Sie einen Teelöffel Apfelessig rühren, in kleinen Schlucken.

Einen **verdorbenen Magen** oder »Montezumas Rache« holt man sich häufig bei Aufenthalten im Ausland, wenn man mit ungewohnten Keimen verunreinigte Lebensmittel zu sich genommen hat. Dauern die Durchfälle länger als zwei Tage, sind sie mit Blut vermischt und von Krämpfen oder gar Fieber begleitet, sollten Sie umgehend ärztliche Hilfe holen. Doch Sie können vorbeugen, indem Sie möglichst vor jedem Essen ein Glas Mineralwasser trinken, in das Sie einen Eßlöffel Apfelessig mischen. Auch wenn Sie sofort, nachdem Sie etwas gegessen oder getrunken haben, das Ihnen nicht »koscher« vorkommt (denken Sie an Eiswürfel in Getränken!), ein Glas Mineralwasser mit einem Eßlöffel Apfelessig trinken, können Sie unter Umständen eine Darminfektion verhindern oder zumindest abmildern.

Bei einer leichten **Lebensmittelvergiftung** mischen Sie nur einen Teelöffel Apfelessig in ein Glas Wasser und nehmen Sie alle fünf Minuten einen Teelöffel voll ein. Steigern Sie diese Dosis nach vier Stunden auf zwei Teelöffel in fünf Minuten, und zwar zwei Stunden lang. Anschließend reicht es, wenn Sie jede Viertelstunde einen Schluck davon trinken. Zusätzlich müssen Sie dem Körper in jedem Fall viel Flüssigkeit zuführen, am besten Mineralwasser (zimmerwarm, um die Schleimhäute nicht noch stärker zu reizen), oder einen sehr dünnen Pfefferminztee.

Übler **Mundgeruch**, wie er als Begleiterscheinung vieler Verdauungsstörungen, aber auch beim Fasten häufig auftritt, bekämpfen Sie durch Gurgeln mit Apfelessigwasser. Auch den beim Fasten häufigen bitteren Geschmack im Mund werden Sie los, wenn Sie die Zahnbürste mit der Mischung benetzen und die Zunge vorsichtig abbürsten. Danach gründlich ausspülen.

APFELTEE

Wenn Ihnen Apfelessig einfach nicht schmeckt, Sie ihn nicht vertragen oder aus anderen Gründen nicht verwenden können, probieren Sie doch folgendes Rezept: Ersetzen Sie den Essig durch Apfelschalen-Tee. Sie können die Schalen von – natürlich ungespritzten! – Äpfeln in möglichst kleine Stücke schneiden und schnell, aber nicht zu heiß trocknen. Von diesem Tee verwenden Sie 1 bis 2 Teelöffel pro Tasse, die Sie mit kochendem Wasser überbrühen und mindestens 10 Minuten lang ziehen lassen. Diesen Tee können Sie heiß, warm oder kalt trinken bzw. auch für Umschläge verwenden.

Apfelessig gegen viele Beschwerden

Stoffwechsel

Apfelessig regt insgesamt den Stoffwechsel auf milde, aber nachdrückliche Weise an. Er wirkt daher tonisierend bei allen Formen von Abgeschlagenheit und Kraftlosigkeit.

Zur **Entschlackung**, z. B. bei einer Frühjahrskur, gehört das morgendliche Glas Wasser mit Apfelessig und Honig nach dem Grundrezept (Seite 8 ff.) dazu. Sie können dem Getränk für diese spezielle Aufgabe auch Süßmolke aus dem Reformhaus oder Milchzucker (nicht bei einer Allergie gegen Milchsäure!) zusetzen, um den Darm gründlich zu reinigen und »Stoffwechselschlacken« aus dem Organismus zu entfernen. Während der Kur die Mischung auch mittags und am frühen Abend trinken. Idealerweise sollten Sie bei der Kur, die zwei Tage lang dauern sollte, fasten und zusätzlich zum Apfelessig nur Mineralwasser, Gemüsebrühe (ohne Einlagen!) oder Kräutertees trinken.

Zu **hohe Cholesterinwerte** und ihre Folgen bekämpfen Sie vor allem mit einer Umstellung Ihrer Ernährungsgewohnheiten. Deutlich unterstützend wirkt bei der Senkung der überhöhten Werte das tägliche Glas Apfelessigwasser nach dem Grundrezept.

Erschöpfungszuständen können Sie wirkungsvoll begegnen, wenn Sie die Trinkkur durch Massagen mit Apfelessig ergänzen. Das fördert die Durchblutung und pflegt als angenehmer Nebeneffekt auch Ihre Haut. Wärmen Sie 1 Liter Wasser auf eine angenehme Temperatur an und geben Sie 3 oder 4 Eßlöffel Apfelessig hinein. Träufeln Sie immer einige Tropfen in die Handflächen und reiben Sie damit in dieser Reihenfolge Arme und Schultern, Bauch, Brust und Rücken, Beine und die Füße ein. Massieren Sie jeweils so lange, bis die Flüssigkeit in die Haut eingedrungen ist.

> **WICHTIG**
>
> *Massieren Sie immer von außen zum Herzen hin, um den Blutfluß in die richtige Richtung anzuregen.*
>
> *Diese Massage eignet sich auch besonders gut für Partner, die sich nacheinander gegenseitig behandeln.*

Muskelkrämpfe sind Folge eines gestörten Stoffwechsels, der meist aus Bewegungsmangel resultiert. Bewegen Sie sich möglichst viel an der frischen Luft, zur Regulierung des Stoffwechsels trägt die Apfelessigkur nach dem Grundrezept bei.

Muskelschmerzen haben die gleichen Ursachen wie Krämpfe, dazu kann allerdings auch Überlastung kommen. Erfrischen Sie die strapazierten Muskeln mit einem warmem, aber nicht zu heißen Bad, dem Sie

Apfelessig gegen viele Beschwerden

1–2 Tassen Apfelessig zusetzen. Massieren Sie sich in der Wanne unter Wasser von Fuß bis Kopf (in dieser Reihenfolge).

Rheumatische Krankheiten lassen sich mit Apfelessig zwar nicht heilen, doch können Sie durch die tägliche Einnahme von Apfelessig, nach Grundrezept (Seite 8 ff.) zubereitet, am Morgen zumindest schlimmen Anfällen vorbeugen.

Das gleiche gilt auch für **Gicht**. Hier bewährt sich außerdem die heilende Wirkung des Essigs auf die Knorpel in den entzündeten Gelenken.

Chronische **Müdigkeit und Abgespanntheit** sind Folgen eines überreizten Nervensystems und falscher Lebensgewohnheiten – wie übermäßiger Genuß von Süßigkeiten, Kaffee und Alkohol – sowie zu wenig Bewegung. Auch Streß und Ärger machen auf Dauer müde. In diesen Fällen hat sich eine besondere Therapie mit Apfelessig bewährt: Mischen Sie eine halbe Tasse Honig mit 3 Teelöffeln Apfelessig. Davon nehmen Sie täglich vor dem Schlafengehen einen Teelöffel voll ein. So können Sie ruhig schlafen. Sie wachen am nächsten Morgen ausgeruht auf.

Schlafstörungen (beim Einschlafen und beim Durchschlafen) bekommen Sie mit dieser konzentrierten Mischung in den Griff. Sollten Sie nach einer Stunde immer noch wach liegen, nehmen Sie 2 weitere Teelöffel, ebenso wenn Sie nachts aufwachen und nicht wieder einschlafen können.

Nächtliche **Schweißausbrüche** müssen ärztlich abgeklärt werden, wenn sie regelmäßig auftreten. Vorbeugend hilft in vielen Fällen eine leichte Massage mit Apfelessigwasser.

Schwindelgefühle, soweit sie nicht organisch bedingt sind (unbedingt ärztliche Diagnose einholen!), können Hinweise auf eine Störung des Mineralstoffhaushalts sein. Eine vier- bis sechswöchige Kur mit dem Apfelessig-Elixir nach unserem Grundrezept kann Abhilfe bringen.

Verletzungen

Bei Verletzungen, bedingt durch Sport-, Arbeits- oder Verkehrsunfälle, stehen mehr oder weniger große Schädigungen von Körpergeweben im Vordergrund. Hier sind vor allem die äußerlichen Anwendungen mit Apfelessig gefragt.

Blaue Flecken und Beulen verschwinden schneller, wenn Sie eine Kompresse auflegen, die mit einer Apfelessig-Salz-Lösung getränkt ist. Erwärmen Sie 1/4 Tasse Apfelessig und rühren Sie 1/2 Teelöffel Salz ein. Tauchen Sie ein Stück Verbandmull oder ein Kosmetikpad ein und legen Sie die Kompresse auf die verletzte Stelle. Mehrmals frisch ausspülen.

Apfelessig gegen viele Beschwerden

Stiche von Bienen und anderen Insekten, auch die unangenehmen Berührungen mit Nesselquallen schwellen und schmerzen deutlich weniger, wenn man die betroffenen Stellen sofort mit unverdünntem Apfelessig betupft, nach einigen Minuten ein weiteres Mal.

INSEKTEN NATÜRLICH ABWEHREN

Wenn Sie in einem Gebiet wohnen oder Urlaub machen, in dem es viele Mücken gibt, dann reiben Sie sich die Haut mit Apfelessigwasser ein. Das pflegt die Haut und hält die Plagegeister fern. Sie mögen nämlich den Geruch von Essig überhaupt nicht, der den typischen, Insekten magisch anziehenden Menschengeruch überdeckt.

Achten Sie auf Zeichen schlimmerer Folgen wie Übelkeit, Schwindel oder plötzliche Blässe. Dies können Anzeichen einer ernsthaften Allergie sein, die schnellstmöglich vom Arzt behandelt werden muß.

Muskelzerrungen und **Prellungen** heilen deutlich schneller und schmerzen weniger, wenn man sie schnellstmöglich mit einem Essigumschlag behandelt. Tränken Sie ein Tuch mit unverdünntem Essig und legen Sie es auf die betroffene Stelle. Decken Sie den Umschlag mit einem Frotteetuch ab, lassen Sie ihn 5 bis maximal 10 Minuten wirken. Den nächsten Umschlag erst nach einer Wartezeit von mindestens einer Viertelstunde wiederholen, um die Haut nicht zu sehr zu reizen.

ALTERNATIVE

Statt Apfelessig können Sie für Umschläge bei Zerrungen, Prellungen und Blutergüssen auch essigsaure Tonerde aus der Apotheke verwenden. Auch diese Umschläge frischen Sie ein- bis zweimal stündlich auf.

Sonnenbrand bedarf einer besonders intensiven Pflege, weil meist größere Hautareale von der Verbrennung betroffen sind. Tupfen Sie die betroffenen Stellen sehr vorsichtig mit Apfelessigwasser nach dem Grundrezept (Seite 8 ff.) – durchaus auch mit Honig – ein. Hilfreich, weil kühlend und hautberuhigend, wirkt auch ein lauwarmes, nicht kaltes Bad, dem Sie 1 bis 2 Tassen Apfelessig zusetzen.

Verbrennungen dürfen Sie nur dann selber behandeln, wenn die Haut nicht verbrannt und nicht offen verletzt ist. Dann müssen Sie schnellstmöglich ärztliche Hilfe in Anspruch nehmen. Leichte Verbrennungen schmerzen und spannen weniger, wenn Sie gleich kaltes Essigwasser darüberlaufen lassen.

Wunden heilen schneller, wenn man regelmäßig dreimal täglich Apfelessigwasser trinkt. Steht Ihnen eine Operation bevor, sollten Sie nach Möglichkeit bereits einen

Apfelessig gegen viele Beschwerden

Monat vorher mit der Apfelessigkur nach unserem Grundrezept (Seite 8 ff.) beginnen. Unmittelbar nach dem Eingriff müssen Sie die ärztliche Erlaubnis einholen, ehe Sie mit der Kur fortfahren.

Äußerlich können Sie Apfelessig zur Reinigung von Wunden einsetzen. Dadurch heilen sie ebenfalls schneller, die Gefahr einer Infektion sinkt.

Nasenbluten bekommen Sie häufig ebenfalls in den Griff, indem Sie eine Apfelessigkur nach dem Grundrezept machen. Denn dadurch wird die Blutgerinnung gefördert. Äußerlich hilft ein Stöpsel aus Watte, einem Papiertaschentuch oder etwas ähnlichem. Tränken Sie ihn mit Apfelessigwasser und führen ihn vorsichtig in das betroffene Nasenloch ein. Sobald die Blutung steht, können Sie den Pfropf wieder entfernen.

Erkältungen und Infektionen

Apfelessig wirkt nicht nur antibakteriell, er steigert auch die Abwehrkräfte. Daher ist er ein hervorragendes Mittel zur Vorbeugung und Behandlung von Erkältungen und Infektionen. Sind die Beschwerden allerdings mit höherem Fieber verbunden, dann müssen Sie ärztliche Hilfe suchen, wenn es länger als zwei bis drei Tage andauert.

Leichtes Fieber bekämpfen Sie sehr wirksam mit kalten Wadenwickeln. Mischen Sie $1/4$ Liter Apfelessig unter $3/4$ Liter Wasser und tränken Sie mit der Lösung zwei Leinenlappen. Drücken Sie die Tücher aus und wickeln Sie sie um die Waden. Darüber wickeln Sie jeweils ein Frotteehandtuch und packen sich warm ein. Immer, wenn der Wickel getrocknet ist, wiederholen Sie die Prozedur über mehrere Stunden. Nach dem gleichen Muster können Sie auch das Fieber über die Füße ableiten, indem Sie Baumwollsocken mit dem Apfelessigwasser tränken und dann die Füße mit Frottee einpacken.

Halsschmerzen werden durch eine konzentrierte Apfelessig-Honig-Mischung behandelt, die eine hervorragende antibiotische Wirkung hat. Mischen Sie $1/4$ Tasse Honig gründlich mit $1/4$ Tasse Apfelessig und nehmen Sie davon alle 3 Stunden einen Teelöffel voll. Wenn Ihnen die Mischung zu süß ist, nehmen Sie jeweils $1/4$ Tasse Wasser und Apfelessig sowie 2 Teelöffel Honig und – wenn Sie es vertragen – etwas Chilipulver oder Cayennepfeffer. Alle 2 bis 3 Stunden einen Teelöffel voll einnehmen. Sinnvoll ist es darüber hinaus, mehrmals täglich mit Apfelessigwasser zu gurgeln.

Brustwickel bei **Grippe** und **Erkältung:** Erhitzen Sie 1 Liter Wasser bis zum Siedepunkt und geben Sie 1 Tasse Apfelessig zu. Tauchen Sie ein ausreichend großes Tuch in die Flüssigkeit. Breiten Sie auf dem Bett eine Wolldecke und darüber ein trockenes Frotteetuch aus, darauf kommt das heiße

Apfelessig gegen viele Beschwerden

Apfelessigtuch. Der Patient legt sich mit dem Rücken auf das Tuch, Sie packen ihn rundum fest ein. Dabei muß das feuchte Tuch immer direkt auf der Haut liegen. Nach 10 bis 15 Minuten packen Sie den Patienten aus und lassen ihn gut zugedeckt schwitzen.

Umschlag gegen **Nebenhöhlenentzündung**: Eine chronische oder häufig wiederkehrende Entzündung der Nasennebenhöhlen muß unbedingt ärztlich begutachtet und unter Umständen mit Antibiotika behandelt werden. Unterstützend hilft ein Umschlag nach folgendem Rezept:

50 g Bockshornkleesamen
50 g Roggenmehl
10 g pulverisierte Baldrianwurzeln
25 g pulverisierte Majoranblätter

Alles mischen. Rühren Sie 50 g der Mischung in ¼ Tasse Wasser und ¼ Tasse Apfelessig. Bringen Sie die Mischung zum Kochen und lassen Sie sie 20 Minuten bei geringer Hitze zu einem weichen Brei kochen, notfalls Wasser und Essig in gleichen Teilen zufügen. Den warmen Brei auf einer Mullkompresse verstreichen und diese auf die betroffenen Partien, also Stirn oder Wangen bzw. Oberkiefer, auflegen. Mindestens 20 Minuten lang wirken lassen. Täglich ein- bis zweimal anwenden, bis die Beschwerden abgeklungen sind.

Auch **Heiserkeit**, die im Zusammenhang mit einer Erkältung steht, bekämpfen Sie durch Gurgeln mit Apfelessigwasser. Nach dem Gurgeln sollten Sie einen frischen Schluck davon trinken. Ergänzend können Sie einen Halswickel mit Apfelessig anlegen. Geben Sie dafür zu einem Glas heißem Wasser 3 Eßlöffel Apfelessig, tränken Sie ein Leintuch damit und wringen es aus. Wickeln Sie es sich um den Hals und decken Sie den Umschlag mit einem Handtuch sorgfältig ab. Den Wickel einige Male erneuern.

WARNUNG

Wenn Heiserkeit länger als zwei, drei Tage andauert oder häufiger auftritt, sollten Sie sicherheitshalber zum Arzt gehen und sich untersuchen lassen. Es könnte eine ernsthafte Erkrankung dahinterstecken.

Tee gegen **Heiserkeit**: Mischen Sie zu gleichen Teilen folgende Kräuter: Eibischwurzel, Fieberklee, Lavendelblüten, Thymian. Überbrühen Sie 1 Eßlöffel der Mischung mit 1 Tasse kochendem Wasser, lassen Sie den Tee 10 Minuten ziehen und seihen ihn ab. Geben Sie 1 Eßlöffel Apfelessig hinzu, süßen Sie mit Honig und trinken Sie dreimal täglich 1 Tasse möglichst heiß. Oder gurgeln Sie mit einer Abkochung nach folgendem Rezept:

Apfelessig gegen viele Beschwerden

20 g Eibischwurzel
20 g Hirtentäschel
20 g Salbeiblätter
30 g Ysop

Kräuter mit ¾ Liter Rotwein aufkochen, 5 Minuten ziehen lassen und abseihen. ¼ Liter Apfelessig zufügen und in eine Flasche füllen; im Kühlschrank höchstens 1 Woche lang aufbewahren. Zum Gurgeln jeweils einen großen Schluck nehmen, zwei- bis dreimal mit je einem frischen Schluck gurgeln.
Hilfreich ist es auch, wenn Sie sich bei Heiserkeit von Kopf bis Fuß mit Essigwasser (½ Tasse Apfelessig auf 1 Liter warmes Wasser) waschen.

Husten ist besonders nachts oft sehr quälend, vor allem Kinder leiden sehr unter ihm. Eine Mischung aus Apfelessig und Honig bekämpft nicht nur die Ursachen der Erkältung, sondern lindert auch den Hustenreiz. Mischen Sie 3 oder 4 Teelöffel Apfelessig unter ½ Tasse Honig und verrühren alles gründlich. Von dieser Mischung nimmt man in der akuten Phase sechsmal täglich einen Teelöffel voll, darüber hinaus einen weiteren bei jeder Hustenattacke. Beruhigend wirkt es auch, wenn Sie auf Ihr Kopfkissen einen Frotteelappen legen, auf den Sie einige Tropfen Apfelessig träufeln.

Ohrenschmerzen, soweit sie mit einer Erkältung zusammenhängen, sprechen meist gut auf ein Dampfbad mit Apfelessig an. Mischen sie dazu 2 Gläser Wasser mit 1 Glas Apfelessig und erhitzen Sie es bis zum Kochen. Stellen Sie den Topf auf den Tisch und halten Sie den Kopf seitlich so über den Topf, daß die Dämpfe das Ohr erreichen. Decken Sie den Kopf mit einem Badetuch ab, damit der Dampf nicht so schnell verfliegt. Länger dauernde oder ohne sichtbaren Anlaß auftretende Schmerzen müssen unbedingt ärztlich abgeklärt werden.

Schnupfen löst sich schnell und zuverlässig, wenn Sie mit Apfelessigwasser inhalieren. Mischen Sie ½ Liter Wasser mit 4 Eßlöffeln Apfelessig, erhitzen Sie es und atmen Sie die Dämpfe ein. Decken Sie den Kopf mit einem Badetuch ab, damit nichts davon verfliegt. Gegen eine gerötete, schmerzende und angeschwollene Schnupfennase hilft eine Kompresse, die sie mit einer Mischung aus 4 Eßlöffeln Apfelessig und 1 Glas Wasser tränken.

Nasenspülung gegen **Schnupfen:** Erwärmen Sie 1 Tasse Apfelessigwasser leicht und ziehen Sie es in die Nase hoch. Dazu geben Sie das auf Körpertemperatur gebrachte Essigwasser entweder in die hohle Hand oder Sie füllen es in einen weichen Gummiball, wie er auch für Einläufe verwendet wird. Atmen Sie vorsichtig ein und ziehen Sie dabei die Flüssigkeit abwechselnd in jedes Nasenloch ein. Das bedarf einer gewissen Überwindung, klappt jedoch nach einigen Versuchen meist recht gut.

Apfelessig gegen viele Beschwerden

Das Mittel wirkt erstaunlich gut und anhaltend.

Spülungen bei **Mundbläschen:** Der oft schmerzhafte Ausschlag, der von Herpesviren hervorgerufen wird, kann durch täglich mehrfache gründliche Mundspülungen mit einer der folgenden Lösungen gelindert werden:

Vermischen Sie 1 Schnapsglas Apfelessig mit 2 Schnapsgläsern Rosenwasser.
Oder mischen Sie je 3 Teile Efeu und Salbei sowie 2 Teile Thymian. Überbrühen Sie 2 Eßlöffel des Tees mit 1/4 Liter kochendem Wasser, kochen Sie ihn nochmals kurz auf und seihen Sie ihn ab. Dann 1 Tasse Apfelessig zugeben, 15 Minuten abkühlen lassen, dann gurgeln. Die Mixtur wirkt auch gegen Lippenbläschen.

Mundspülung bei **Schleimhautentzündung:** 3 Eßlöffel Arnikablüten, 6 Eßlöffel Blutwurzwurzeln, 6 Eßlöffel Eisenkraut und 9 Eßlöffel Goldrute mischen. Gießen Sie 1/4 Liter Weißwein und 1/4 Liter Apfelessig darüber und lassen Sie die Tinktur 8 bis 10 Tage bei Zimmertemperatur ziehen. Dabei rühren Sie die Mischung zweimal täglich gründlich um. Dann abseihen und alle 2 Stunden einen Schluck nehmen, um damit den Mund auszuspülen; die Spülung möglichst lange im Mund lassen.
Die Mischung kann man auch anwenden, wenn Zahnprothesen schmerzhaft drücken, wenn die Mundschleimhaut durch eine Erkältung angegriffen ist oder man sich im Mund verletzt hat.

Herz, Kreislauf, Blutgefäße

Geschwollene Füße können Zeichen einer Herzschwäche sein, die unbedingt ärztlich abgeklärt werden müssen. Ergänzend zur medizinischen Therapie helfen abendliche Fußbäder, am besten in der Badewanne. Lassen sie knöchelhoch warmes, aber nicht heißes Wasser in die Wanne und geben 3 Tassen Apfelessig dazu. Gehen Sie in der Wanne vorsichtig einige Schritte hin und her, bis sich die Füße entspannter anfühlen. Sinnvollerweise sollten Sie die Füße anschließend nicht abtrocknen, sondern die Lösung an der Luft verdunsten lassen. Danach halten Sie die Füße gut warm. Halten die Schmerzen an, machen Sie einen Umschlag mit unverdünntem Apfelessig, den Sie mit einem Frotteetuch abdecken. Nach einer halben Stunde muß der Umschlag entfernt werden, um Hautreizungen zu vermeiden.

Hämorrhoiden sind Krampfadern im Enddarm, die Sie am besten täglich vor dem Schlafengehen mit unverdünntem Apfelessig betupfen. Da Apfelessig die Blutgerinnung fördert, sollten Sie auch die Trinkkur nach dem Grundrezept durchführen.

Krampfadern an den Beinen sind nicht nur unschön, sondern verursachen oft schlim-

Apfelessig gegen viele Beschwerden

me Schmerzen und beeinträchtigen die Durchblutung massiv. Müssen sie nicht operiert werden, haben sich Umschläge bewährt, für die Sie Leintücher mit unverdünntem Apfelessig tränken und diese um die betroffenen Partien wickeln. Packen Sie ein Frotteetuch darüber und lagern Sie die Beine für eine halbe Stunde hoch.

Diese Therapie hilft nach Aussage vieler Betroffener innerhalb von sechs bis acht Wochen. Unterstützt wird diese Behandlung durch eine langfristige Trinkkur nach dem Grundrezept (Seite 8 ff.). Zusätzlich empfiehlt es sich, die Beine täglich mit Apfelessig einzureiben. Verträgt Ihre Haut den reinen Essig nicht, dann können Sie ihn mit Wasser beliebig verdünnen. Geben Sie etwas Apfelessig auf die Handflächen und verstreichen Sie ihn mit leichtem Druck. Streichen Sie dabei immer von den Füßen weg nach oben in Richtung Herz. Optimal ist es, wenn die Beine flach oder leicht erhöht liegen und Sie sich einreiben lassen. Mindestens genauso wichtig ist es, daß Sie – auch wenn es weh tut – viel gehen, laufen und radfahren, um die geschwächten Venen zu trainieren. In einem gewissen Maß kann Apfelessig offenbar die krankhaften Erweiterungen zurückbilden.

Phantomgeräusche im Ohr können Folge eines gestörten Mineralhaushaltes sein. Trinken Sie dreimal täglich Apfelessig-Wasser nach dem Grundrezept (Seite 8 ff.) vor den Mahlzeiten.

Hautprobleme

Essigwasser fördert vor allem auch die Heilung von Hautleiden, weil es den natürlichen Säuremantel der Haut unterstützt. Daher kann man ihn – in der richtigen Verdünnung – auch zur Heilung vieler krankhafter Prozesse der Haut einsetzen.

Ausschläge sind oft sehr unangenehm, weil sie jucken oder schmerzen, oft auch nässen. Tragen Sie mehrmals täglich verdünnten Apfelessig – 2 Eßlöffel auf 1 Glas Wasser – auf die erkrankten Hautpartien auf und lassen Sie ihn einziehen. Wenn es die Haut verträgt, ohne dadurch noch stärker gereizt zu werden, können Sie auch höher konzentrierte Lösungen verwenden.

Große Wirkung wird auch einer Paste aus Apfelessig und Maismehl zugeschrieben, die auf die Pusteln aufgetragen wird. Sobald sie abgetrocknet ist, kann man sie entfernen.

Sind größere Partien oder die gesamte Körperoberfläche betroffen, ist es sinnvoller, ein Bad mit angenehmer Temperatur zu nehmen, dem Sie 2 bis 3 Tassen Apfelessig beigeben. Zur weiteren Linderung können Sie auch naturbelassene ätherische Öle, z. B. Thymianöl oder Menthol, zufügen.

Kribbelnde Haut ist oft eine Folge von Reizungen, kann aber auch stoffwechselbedingt auftreten. Neben der Trinkkur nach

Apfelessig gegen viele Beschwerden

dem Grundrezept sollten Sie die betroffenen Stellen mit einer Mischung aus 1/2 Glas Apfelessig und der gleichen Menge Wasser vorsichtig abreiben oder betupfen.

Gegen **Warzen** schwören viele auf eine Mischung aus 1 Eßlöffel Salz und 4 Eßlöffeln Apfelessig. Mit dieser Tinktur beträufeln Sie täglich mehrmals die Warzen.

Damit **Furunkel** und **Abszesse** sich schneller öffnen und abheilen können, kann man mit folgender Packung nachhelfen: Zerkleinern Sie 100 g Bockshornkleesamen grob im Mixer oder Mörser. Kochen Sie ihn mit etwas Wasser und 1 Teelöffel Apfelessig 2 bis 5 Minuten lang auf kleiner Flamme zu einem streichfähigen Brei. Verwenden Sie möglichst wenig Wasser und gießen Sie beim Kochen immer wieder kleinere Mengen nach, um die gewünschte Konsistenz zu erhalten. Streichen Sie 1-2 Eßlöffel des Breis auf eine Mullkompresse, legen Sie sie auf den Furunkel oder Abszeß und fixieren Sie alles mit einem Mullverband. Erneuern Sie die Auflage alle 3 bis 4 Stunden, bis der Furunkel oder Abszeß sich öffnet.

Das folgende Rezept ist etwas aufwendiger und nur geeignet, wenn Wärme die Schmerzen nicht zu sehr verstärkt:

20 g Arnikablüten
20 g Malvenblüten
15 g Johanniskraut
20 g Bockshornkleesamen
25 g Kamille
25 g Ringelblumenblüten
25 g Kamille
25 g Schachtelhalm
20 g Leinsamen
50 g Beinwellwurzeln

Mischen Sie alle Zutaten und geben Sie 4 bis 5 Eßlöffel der Mischung in ein Leinen- oder Mullsäckchen (bzw. Schlauchverband). Füllen Sie in einen möglichst kleinen Topf Wasser ungefähr 2 Zentimeter hoch ein und bringen Sie es zum Kochen. Dann geben Sie 1 Tasse Apfelessig zu, legen das Kräuterkissen hinein und drücken es mit einem Löffel gut in die kochendheiße Flüssigkeit. Drücken Sie die Flüssigkeit leicht aus und legen Sie das Kissen möglichst heiß auf die betroffene Stelle. Legen Sie einen Schal oder ein Wolltuch darüber und halten Sie das Kissen möglichst warm. Sie können das Kissen sechs- bis achtmal in der Flüssigkeit erhitzen und wieder auflegen. Dann muß die Kräutermischung erneuert werden.

Bei **vereiterten Fingernägeln** hat sich eine Auflage aus folgenden Kräutern bewährt: Arnikablüten, Bockshornkleesamen, Beinwellwurzel, Heublumen, Johanniskraut, Kamille, Leinsamen, Malvenblüten, Ringelblumenblüten. Verwenden Sie diese Kräuter entweder einzeln oder in beliebiger Mischung. Füllen Sie 4 bis 5 Eßlöffel in ein Mull- oder Leinensäckchen. Geben Sie 1 Tasse Wasser und 1/2 Tasse Apfelessig in

Apfelessig gegen viele Beschwerden

einen Topf und erhitzen Sie das Gemisch. Lassen Sie das Kräuterkissen 2 Minuten in der heißen Flüssigkeit und legen Sie es sofort auf die betroffene Stelle. Binden Sie es mit einer Mullbinde fest und erneuern Sie es alle 10 Minuten. Nach 2 Stunden neue Kräuter einfüllen.

Bei **Juckreiz, unreiner Haut** und Ausschlägen ergibt Apfelessig eine hilfreiche Waschlösung: Mischen Sie 1 Liter kaltes Wasser und 1/2 Tasse Apfelessig. Tauchen Sie einen weichen Frotteelappen hinein und drücken Sie ihn leicht aus. Waschen bzw. betupfen Sie die betroffenen Körperpartien mit dem Essigwasser. Trocknen Sie die Haut nicht ab, sondern lassen Sie das Wasser an der Luft verdunsten. Erst ankleiden, wenn die Haut wirklich trocken ist. Dank der Kühlung durch das verdunstende Wasser wird auch der Juckreiz gelindert.

Weitere Beschwerden

Atemnot und asthmaähnliche Beschwerden bessern sich oft, wenn man ein Glas Apfelessigwasser nach dem Grundrezept langsam teelöffelweise einnimmt. Sollte sich die Verkrampfung danach noch nicht gelöst haben, ein zweites Glas auf die gleiche Weise einnehmen. Ständige Atemnot, besonders wenn man nachts aufwacht, weil man keine Luft bekommt, muß aber in jedem Fall ärztlich abgeklärt werden.

Blasenschwäche, die nicht organisch bedingt ist, kann durch regelmäßiges Trinken von Apfelessigwasser nach dem Grundrezept gebessert werden. Das gilt natürlich auch, wenn man sich eine Blasenentzündung eingefangen hat.

Gelenkschmerzen lassen sich, wie bereits ausgeführt, durch Apfelessig oft erstaunlich gut bessern. In diesem Fall ist es wichtig, möglichst oft Apfelessig-Honig-Wasser nach dem Grundrezept (Seite 8 ff.) zu trinken, am besten dreimal täglich. Auch Salate sollten vorzugsweise mit Apfelessig angemacht werden. Zusätzlich aber sollten Sie vorhandenes Übergewicht abbauen, um die Gelenke zu entlasten.

Müde Füße werden durch folgendes Bad wieder erfrischt:

50 g Eibischwurzel
50 g Hauswurzblätter
50 g Malvenblüten
100 g Walnußblätter

Die Kräuter mischen. Lassen Sie 1 Liter Wasser aufkochen, geben Sie die Kräuter dazu und lassen Sie alles 10 Minuten leicht weiterköcheln. Geben Sie 1 1/2 Tassen Apfelessig hinzu, seihen Sie den Sud ab und baden Sie die Füße mindestens 15 Minuten darin.

Nachtschweiß: Wenn Sie nachts stark schwitzen, waschen Sie sich unmittelbar

Apfelessig gegen viele Beschwerden

vor dem Schlafengehen mit Apfelessigwasser. Geben Sie auf ein halb mit kaltem Wasser gefülltes Waschbecken 6 bis 8 Eßlöffel Apfelessig. Waschen Sie sich damit von Kopf bis Fuß. Trocknen Sie sich nicht ab, sondern lassen Sie die Lösung trocknen, ehe Sie einen Schlafanzug oder ein Nachthemd aus Baumwolle anziehen.

Gelenkpackung bei **Gichtanfällen:** Mischen Sie 2 Eßlöffel Arnikatinktur und 3 Eßlöffel Apfelessig mit 1 Liter heißem Wasser. Tränken Sie Frotteelappen damit und legen Sie sie auf die betroffenen Gelenke. Wechseln Sie die Auflagen alle 5 bis 10 Minuten. Je heißer die Lappen auf die Gelenke kommen, desto schneller tritt die schmerzstillende, lindernde Wirkung ein.

Packung bei **Hexenschuß:** Kochen Sie 50 g Bockshornkleesamen und 30 g Haferflocken mit 1 Tasse Wasser und 1/2 Tasse Apfelessig auf. Tränken Sie einen Frotteelappen damit und legen Sie ihn möglichst heiß auf die betroffene Stelle. Mit einer Wolldecke gut abdecken, damit die Packung lange warm bleibt. Den Lappen mehrmals erwärmen, notfalls in der Mikrowelle, wenn keine Flüssigkeit mehr da ist.

Bewährt hat sich auch folgende Rezeptur für den Umschlag, den Sie ansonsten wie oben verwenden: Kochen Sie 100 g Eisenkraut, 50 g Hafermehl und 3 Eßlöffel Leinsamenmehl in gut 1 Tasse Wasser und 1 Tasse Apfelessig.

Einreibung bei **Nervenschmerzen:** Mischen Sie 3 Eßlöffel Apfelessig mit 2 Eßlöffeln Kampferspiritus aus der Apotheke gut und reiben Sie damit die schmerzenden Bereiche vorsichtig ein.

Riechfläschchen bei **Ohnmacht:** Mischen Sie je 1 Eßlöffel Lavendelblüten, Minze, Zimtrinde und Rosmarin und lassen Sie alles in 1 Tasse Apfelessig 8 bis 10 Tage lang ziehen. Abseihen und in ein Fläschchen füllen. Bei drohender oder bestehender Ohnmacht unter die Nase halten und mit einigen Tropfen der Essenz die Schläfen leicht massieren.

Umschlag bei **Schleimbeutelentzündung:** Die Ursache einer Schleimbeutelentzündung muß grundsätzlich ärztlich abgeklärt werden. Gegen die Beschwerden hat sich ein Umschlag mit Essigwasser aus 1/2 Liter Wasser, 1/2 Tasse Apfelessig sowie 1 Eßlöffel Arnika- oder Rutatinktur bewährt. Den Umschlag halbstündlich wechseln. Wenn Wärme guttut, sollten Sie das Essigwasser erhitzen, den Umschlag häufiger wechseln und das betroffene Gelenk warm einpacken.

Apfelessig macht schön

Apfelessig ist dank seiner reinigenden, desinfizierenden, geruchshemmenden und anregenden Wirkung ein ganz hervorragendes Mittel für Körper- und Hautpflege. Sogar für Ihre Kosmetik können Sie einige erprobte Rezepturen mit dem Naturmittel einsetzen.

Hautpflege nach dem Waschen

Wenn Sie für die Körperwäsche Seife oder beim Duschen ein Shampoo verwenden, greifen die waschaktiven Substanzen den natürlichen Säureschutzmantel der Haut an. Er bildet sich aus Schweiß und Hautfett, das die Schweißdrüsen ständig produzieren. Dieses schwach saure Gemisch aus Fettsäuren, Mineralsalzen und Wasser hält die Haut weich und geschmeidig. Wird dieser Schutzmantel zerstört, trocknet die Haut aus, wird rissig und zeigt typische Zeichen einer Reizung wie Brennen, Spannen und Jucken. Sie fühlt sich rauh an, in schlimmeren Fällen lösen sich die obersten Schichten in Schuppen ab.

Daher enthalten hochwertige Seifen und Shampoos immer auch pflegende Öle. Sie sind auf einen leicht sauren Wert eingestellt, der dem der Haut entspricht. Trotzdem können auch diese Substanzen die Haut reizen, viele Menschen reagieren auch allergisch auf die enthaltenen Wirk- und vor allem Duftstoffe. Natürlich kann man deswegen nicht auf eine regelmäßige Reinigung der Haut verzichten. Verwenden sie gegebenenfalls eine sehr milde Waschlotion, wenden Sie diese sehr sparsam an. Es ist keinesfalls nötig, daß sich viel Schaum bildet, um die optimale Reinigungswirkung zu erzielen.

REGENERATIONSLÖSUNG FÜR DIE HAUT

Rühren Sie unter 1 Liter lauwarmes Wasser 3 bis 4 Eßlöffel Apfelessig. Diese Lösung können Sie problemlos jeden Tag anwenden, da die leicht saure Mischung den Säuremantel regeneriert und aufbauen hilft.
Verwenden Sie auch an heißen Tagen im Sommer kein eiskaltes Wasser, denn dadurch verengen sich die Adern, und die Haut wird schlechter durchblutet. Abgesehen davon empfinden sie nach der Abreibung ohnehin eine angenehme Kühle, weil das Wasser auf der Haut verdunstet.

Apfelessig macht schön

> **TIP**
>
> *Leiden Sie häufig an Körpergeruch, vor allem unter den Achseln und im Intimbereich, dann mischen Sie 1 Glas Apfelessig mit 2 Gläsern Wasser. Tränken Sie einen Lappen damit und wringen ihn gut aus. Reiben Sie mit dem feuchten Tuch die betroffenen Stellen gründlich – aber vorsichtig, um die Haut nicht zu reizen – ab. Der säuerliche Essiggeruch verfliegt in kürzester Zeit, doch die Wirkung hält lange an. Neben der Neutralisation des unangenehmen Geruchs werden vor allem seine Verursacher bekämpft: Bakterien, die das Hautfett zersetzen und dabei die unangenehm riechende Buttersäure bilden.*

Spülen Sie zunächst die Haut gründlich ab, um alle Seifenreste zu entfernen, und trocknen Sie sie sorgfältig mit einem weichen Frotteehandtuch. Tauchen Sie dann einen weichen Waschlappen oder einen Schwamm in die Regenerationslösung und reiben Sie die Haut damit ab.

Nehmen Sie sich Zeit für diese Pflege. Beginnen Sie mit den Händen und Armen, machen Sie dann mit dem Bauch- und Rückenbereich sowie Brust und Schultern weiter. Zum Schluß kommen die Beine und dann die Füße dran. Arbeiten Sie dabei, wie bei der Massage, immer von außen her in Richtung Herz.

Durch die Massage und die Wirkung des Apfelessigs verbessert sich die Durchblutung der Haut spürbar, sie wird eine gesunde, rötliche Farbe annehmen.

Auch Ihre Füße können Sie in Apfelessigwasser baden. Geben Sie ein halbes bis 1 Glas davon ins Wasser, das je nach Jahreszeit und eigener Vorliebe kalt, kühl oder warm sein kann. Dieses Bad wirkt auch hervorragend gegen Fußpilz, wenn Sie es regelmäßig durchführen.

Apfelessig zum Baden

Sie können Ihrer Haut auch beim Baden etwas Gutes tun. Lassen Sie das Wasser nicht zu heiß einlaufen, geben Sie 1 bis 1 1/2 Glas Apfelessig dazu. Mit diesem Zusatz können Sie länger baden als mit einem Schaumbad, weil es die Haut nicht angreift, sondern – ganz im Gegenteil – regeneriert und aufbaut.

Leiden Sie unter trockener Haut, sollten Sie sicherheitshalber nach jedem Waschen, Duschen oder Baden sorgfältig eine fetthaltige Lotion oder Creme auftragen, um die Geschmeidigkeit zu erhalten. Sie können dazu auch eine Lotion aus einem Glas Apfelessig und der gleichen Menge Distel-, Nuß- oder Olivenöl verwenden. Diese Mischung weicht bei regelmäßiger Anwendung auch starke Hornhautschichten auf, die sich vor allem an den Zehen, Ballen

Apfelessig macht schön

und Fersen bilden. Auch rissige Hände werden damit wieder weich. Dort muß die Lotion aber nach jedem Händewaschen erneut aufgetragen werden.

Natürliche Kosmetik

Da jede Haut sehr individuell auf intensive Pflege reagiert, sollten Sie die folgenden Tips zunächst an einer Stelle ausprobieren, wo die Haut zwar dünn und empfindlich, aber auch gut zu schützen ist, falls Sie etwas nicht vertragen. Gut geeignet ist dafür die Innenseite des Unterarms. Tragen Sie die Lösungen und Masken zuerst dort auf und beobachten Sie sie mindestens zehn Minuten lang, ob Sie eine Veränderung spüren. Rötet sich die Haut, beginnt sie zu jucken oder spannen, dann spülen Sie das Mittel sofort weg, trocknen die Haut vorsichtig und cremen Sie sie mit einer medizinischen Hautsalbe oder mit Ringelblumensalbe sorgfältig ein.

Da die Gesichtshaut manchmal noch empfindlicher reagieren kann, sollten Sie auch bei den ersten richtigen Anwendungen sehr sorgfältig auf mögliche Reaktionen achten. Gönnen Sie vor allem Ihrer Haut ein wenig Zeit, sich an die neuen Mittel zu gewöhnen, und lassen Sie sie anfangs nicht zu lange einwirken. Da viele Rezepte für Masken auch allergieauslösende Bestandteile enthalten, haben wir ein einfaches Grundrezept für eine Gesichtsmaske zusammengestellt, das Sie nach eigener Erfahrung mit weiteren Zutaten ergänzen, z. B. Avocados, Quark, Zitronensaft, Gurken, Honig o. ä. Sie können die Grundmischung aber auch ohne weitere Zutaten anwenden, besonders, wenn Sie eine empfindliche Haut besitzen oder von mehreren Allergien betroffen sind.

Hausmittel gegen faltige Haut

Rühren Sie eine Gesichtsmaske aus folgenden Zutaten: Schnee von 1 Eiweiß, 1 Eßlöffel Sahne, $1/2$ Teelöffel Apfelessig, 20 Tropfen Rosenwasser, 20 Tropfen Benzoetinktur (beide Zutaten erhalten Sie in der Apotheke). Tragen Sie die Maske auf Gesicht und Dekolleté auf. Rings um die Augen muß die Haut frei bleiben. Legen Sie ein dünnes, angefeuchtetes Tuch über die Maske und lassen Sie diese mindestens 30 Minuten lang einwirken. Waschen Sie die Maske mit warmem Wasser ab und beruhigen Sie die Haut durch Abtupfen mit kaltem Wasser. Diese Maske können Sie zweimal wöchentlich auflegen, wenn Sie sie gut vertragen.

GESICHTSMASKE

Verquirlen Sie 1 Eigelb mit 1 Eßlöffel Oliven-, Sonnenblumen- oder Färberdistelöl und rühren dann 1 Teelöffel Apfelessig gründlich unter. Diese Maske müssen Sie frisch verwenden, da sie nicht haltbar ist.

Apfelessig macht schön

Die folgende Maske ist noch einfacher zuzubereiten und sehr schnell anzuwenden: Vermischen Sie 1/2 Teelöffel Apfelessig mit 1 Eßlöffel Stärke oder Mehl und 1 Becher Sahnejoghurt zu einem Brei und tragen Sie diesen als Maske auf Gesicht und Dekolleté auf. Nach 30 Minuten die Maske warm abwaschen und kalt nachspülen.

Besonders anspruchsvolle Haut können Sie mit folgender Maske nachhaltig straffen und pflegen: Schlagen Sie 1 Eigelb mit 1/2 Becher Joghurt schaumig, rühren Sie 10 g Mandelöl, 10 g Lebertran, 2 Eßlöffel Gurkensaft, 1/2 Teelöffel Apfelessig und 1 Eßlöffel Stärke darunter. Diese Mischung tragen Sie auf Gesicht und Dekolleté auf, lassen Sie sie 1/2 Stunde einwirken und antrocknen. Dann waschen Sie die Reste warm ab und spülen kalt nach. Dieses Rezept reicht für 2 Masken.

Creme für rissige Hände

Verrühren Sie 20 g Mandelöl, 30 g Glyzerin, 20 g Kölnisch Wasser und 50 g Apfelessig gut miteinander. Füllen Sie die Mischung in ein Fläschchen aus dunklem Glas und bewahren Sie sie im Kühlschrank auf. Mit diesem Pflegemittel reiben Sie die Hände zwei bis dreimal täglich ein.

Sommersprossen bleichen

Sommersprossen sollte man nur dann bleichen, wenn sie wirklich als sehr belastend empfunden werden. Die gebleichte Haut ist sehr empfindlich und muß daher besonders intensiv vor Sonnenstrahlung geschützt werden.

Ein Mittel hat sich bewährt: Schlagen Sie 1 Eiweiß zu Schnee, rühren Sie 3 Eßlöffel Apfelessig, 1 Becher Joghurt und 1 Eßlöffel sehr fein gemahlene Mandeln dazu. Tragen Sie die Masse abends auf das Gesicht auf und lassen Sie sie eintrocknen. Die Reste waschen Sie erst am nächsten Morgen wieder ab. Testen Sie das Mittel zunächst an einer kleinen Hautstelle auf seine Verträglichkeit, ehe Sie es großflächig anwenden. Wegen seiner Reizwirkung sollten Sie es nicht öfter als dreimal hintereinander anwenden. Dann braucht die Haut erst einmal Zeit zur Erholung, ehe Sie bei Bedarf einen weiteren Versuch starten.

Apfelessig gegen unreine Haut

Unreine Haut ist fast immer auch sehr fettig, weil die Talgdrüsen zuviel Sekret absondern; hinzu kommt, daß sie sich oft entzünden. Der Säureschutzmantel ist in den betroffenen Regionen oft angegriffen. Daher können Bakterien eindringen und Infektionen auslösen. Die Folge sind

Apfelessig macht schön

schmerzempfindliche, eitrige Pickel, wie sie besonders während der Pubertät häufig auftreten.

> ### GESICHTSWASSER
>
> *Mischen Sie 5 Eßlöffel Wasser mit 5 Eßlöffeln Apfelessig und füllen Sie die Mischung in eine Flasche. Sie sollte stets kühl gelagert und nicht länger als eine Woche aufgehoben werden.*

Hier erweist sich Apfelessig wegen seiner desinfizierenden, fettlösenden und durchblutungsfördernden Eigenschaften als sehr wirkungsvoll – vor allem, weil er ja auch den Säuremantel wieder aufzubauen hilft. Für die Reinigung der Haut gibt es verschiedene Rezepte mit teilweise nicht problemlosen Zusätzen von Pflanzenextrakten oder Fruchtfleisch. Da unreine, pickelige Haut aber ohnehin bereits sehr stark gereizt ist, sollten Sie zunächst nur das folgende, ganz einfache Rezept ausprobieren.

Geben sie ein paar Spritzer des Gesichtswassers auf einen Wattebausch oder ein Kosmetikpad und reiben Sie damit die betroffenen Hautpartien gründlich ab. Männer können das Gesichtswasser auch hervorragend als Rasierwasser nutzen. Denn es beruhigt die Haut, bindet Reste vom Rasierschaum, kühlt angenehm und beugt Infektionen vor, die durch mikroskopisch kleine Wunden entstehen können.

Haarpflege mit Apfelessig

Spülen Sie die Haare nach dem Waschen mit einer Apfelessig-Wasser-Mischung aus 3 Tassen Wasser und 4 bis 6 Eßlöffeln Apfelessig. Das frischt die natürlichen Farben auf, macht das Haar weich und verleiht ihm einen gesunden Glanz. Statt Wasser können Sie auch einen Aufguß von Kräutern verwenden (ca. 1 Teelöffel auf 1 Tasse Wasser). Gegen fettiges Haar sollen Salbei und Schachtelhalm helfen. Dünnes, glanzloses Haar wirkt bald wieder gesünder, wenn Sie das Wasser durch einen Tee aus Rosmarin und Klettenwurzel ersetzen. Sie können mit der gleichen Mischung auch die Kopfhaut massieren, um Haarausfall zu bekämpfen bzw. vorzubeugen.

Shampoo gegen Schuppen und fettiges Haar

Waschen Sie Ihr Haar – je nach Haarlänge – statt mit Shampoo mit 1 bis 2 mit etwas Wasser vermischtem Eigelben. Massieren Sie die Kopfhaut nur leicht, lassen Sie die Masse dann 15 Minuten lang einwirken. Dann spülen Sie das Haar gründlich mit etwas warmem Wasser, dem Sie 2 Eßlöffel Apfelessig zugesetzt haben. Dann alles gründlich ausspülen, zum Schluß noch mit etwas Apfelessigwasser nachspülen.

Apfelessig macht schön

Massage-Essenz gegen Haarausfall

Gegen erblich bedingten Haarausfall hilft bis heute kein Kraut. Ist jedoch eine Krankheit die Ursache, kann folgendes Rezept helfen. Stellen Sie eine Massage-Essenz her, indem Sie folgende Bestandteile mischen:

1/2 Tasse Rosenwasser
1 Teelöffel Klettenextrakt
1 Eßlöffel Brennesselextrakt
5 Tropfen Lavendelessenz
1/2 Tasse 90prozentiger Alkohol
3 Eßlöffel Apfelessig

Sie können auch ätherische Öle aus den Kräutern verwenden; die Zutaten sind in der Apotheke erhältlich. Massieren Sie die Kopfhaut damit (2 bis 3 Eßlöffel davon täglich) ein- bis zweimal gründlich ein.

Hilfe bei Hühneraugen und Schwielen

Bereiten Sie ein Fußbad aus neutraler Schmierseife (2 Eßlöffel auf 2 Liter möglichst heißes Wasser). Baden Sie die Füße darin 15 Minuten lang. Dann trocknen Sie die Füße gründlich ab und beträufeln das Hühnerauge oder die Hornhautschwiele mit einigen Tropfen Apfelessig. Wiederholen Sie die Prozedur an mehreren Tagen hintereinander, bis die Hornhaut so weich ist, daß Sie sie vorsichtig mit einer Schere oder Pinzette entfernen können.

Alternative: Legen Sie 100 g feingeschnittene, frische Efeublätter in 1/2 Tasse Apfelessig, lassen Sie den Ansatz 1/2 Tag ziehen. Legen Sie dann die Efeublätter feucht auf die betroffene Stelle, binden Sie die Auflage mit einer Mullbinde ein und lassen Sie sie mindestens 1 Stunde einwirken. Das ganze mehrere Male wiederholen, dann ein heißes Seifenwasser-Fußbad – siehe oben – machen und das Hühnerauge vorsichtig von Hand oder mit einer stumpfen Pinzette ablösen.

Bad gegen Fußschweiß

Geben Sie 1 Tasse Apfelessig in 2 Liter Wasser und baden Sie die Füße 15 bis 20 Minuten in dem kühlen oder warmen Wasser. Legen Sie die Strümpfe, die Sie getragen haben, abends in eine Mischung aus 1/2 Tasse Essig und 2 Tassen Wasser ein. Dafür ist Apfelessig in der Regel zu schade, Sie können auch Branntwein- oder Essigessenz verwenden; das desinfiziert die Strümpfe genauso gut und beugt schlechtem Geruch vor.

Apfelessig in der Küche

Am einfachsten kommen Sie in den Genuß der heilenden, vorbeugenden und anregenden Wirkungen des Apfelessigs, wenn Sie ihn täglich in der Küche verwenden. Denn Apfelessig ist ein Mittel, das man bei normaler Verwendung nicht überdosieren kann.

❗ Verwenden Sie Apfelessig für alle Salatmarinaden.

❗ Sie können viele Gerichte leichter verdaulich machen, indem sie Sie einen Schuß Apfelessig zugeben, z. B. zu Linsen-, Bohnen- und Erbsengerichten. Weiße Saucen, wie die berühmte Hollandaise, oder auch Soßen auf der Basis von Mehlschwitzen bekommen durch ein paar Tropfen Apfelessig den letzten Pfiff, und sie liegen nicht so schwer im Magen. Das gilt natürlich auch für Mayonnaisen und Remouladen.

❗ Verwenden Sie Apfelessig auch, um Wild und anderes Fleisch zu beizen. Zusammen mit Lorbeerblättern, Wacholderbeeren, Senfkörnern, Nelken, Zwiebeln, Wurzelwerk (Suppengrün) und Kräutern nach Geschmack legen Sie das Fleisch für einige Tage in einer Mixtur aus 3 Teilen Wasser und 1 Teil Apfelessig ein. Dadurch wird es sehr zart und besser verdaulich – einmal abgesehen davon, daß es besonders gut schmeckt. Verwenden Sie die Beize als Aufgußflüssigkeit, das macht jede Bratensauce zu einem lukullischen Erlebnis.

❗ Zum Lagern schlagen Sie Fleisch, Fisch und Gemüse, ja sogar Käse in feuchte Tücher ein, die Sie mit Apfelessigwasser getränkt haben (1 Eßlöffel auf $^1/_4$ Liter Wasser). Das beugt Schimmelbefall, Austrocknen und Verfärbungen vor, und Sie können die Lebensmittel getrost ein paar Tage länger im Kühlschrank aufbewahren.

❗ Früchte in Gelee sowie Sülzen mit Fleisch, Gemüsen oder Wurst schmecken angenehm frisch, wenn Sie die aufgelöste Gelatine-Mischung mit Apfelessig abschmecken. Denken Sie aber daran, daß Sie den Apfelessig beim Abmessen der Flüssigkeitsmenge mit berücksichtigen, sonst kann es passieren, daß die Sülze nicht richtig fest wird.

❗ Ist Ihnen ein Gericht zu salzig geraten, so können Sie es mit einer Mischung aus 1 Eßlöffel Apfelessig und 1 Eßlöffel Zucker retten, die sie tropfenweise zugeben, bis der Geschmack neutralisiert ist.

Apfelessig in der Küche

HYGIENE IM HAUSHALT

Nutzen sie die antibiotische und antiseptische Wirkung von Essig auch im Haushalt. Auch wenn Sie Wert auf peinliche Sauberkeit legen, sollten Sie auf chemisch desinfizierende Mittel verzichten, denn sie enthalten in der Regel vor allem Ätznatron, eine stark chlorhaltige, aggressive Substanz, die Chlor freisetzt. Wenn man das Gas in hoher Konzentration einatmet, kann das zu Verätzungen der Augen und der Schleimhäute in Nase, Luftröhre und Bronchien führen. Das kann beispielsweise bereits in einem Bad passieren, wenn man beim Putzen kein Fenster öffnet.

Außerdem schießt man hier mit Kanonen auf Spatzen: Essigwasser reicht nach Ansicht der Ärzte und Hygienefachleute vollkommen aus. Es vernichtet die meisten Bakterien zuverlässig und senkt auch für Kleinkinder und geschwächte Menschen das Infektionsrisiko beträchtlich. Außerdem entfernt Essigwasser Fettschmutz, Verkrustungen und andere Verschmutzungen hervorragend.

❗ Apfelessig wirkt auch hervorragend als Raumluft-Erfrischer, wenn Sie in der Küche oder im Eßzimmer eine Schale damit zum Verdunsten aufstellen.

❗ Für die anderen haushaltsüblichen Verwendungen von Essig – als Reinigungsmittel, zum Auswischen von Kühlschränken oder zum Entkalken – können Sie zwar auch Apfelessig verwenden, doch ist er dafür eigentlich zu schade und zu teuer. Für solche Zwecke genügt auch eine entsprechend verdünnte Essigessenz, selbst wenn sie künstlich hergestellt ist.

Rezepte mit Äpfeln und Apfelessig

In Amerika ist das Sprichwort weitverbreitet »An apple a day keeps the doctor away«, zu deutsch: Wer täglich einen Apfel ißt, braucht keinen Arzt. Das ist zwar sicher übertrieben, macht aber eines deutlich: Das beliebteste und am weitesten verbreitete Obst, das es bei uns gibt, ist weit mehr als ein süßer Sattmacher, sondern es hat eine durchaus vorbeugende Wirkung gegen viele Krankheiten. Dies gilt, wie in den ersten Kapiteln beschrieben, in ganz besonderer Weise auch für den aus Äpfeln auf natürlichem Weg gewonnenen Essig.

Allerdings ist es nicht jedermanns Sache, täglich einige Gläser Apfelessigwasser zu trinken, manchmal ist es auch einfach unmöglich. Abgesehen davon tut Abwechslung immer gut, und so können Sie ohne Bedenken auch einige der folgenden Rezepte ausprobieren, für die Äpfel verwendet werden.

Ein Teil dieser Rezepte wird übrigens auch von Ernährungswissenschaftlern und

Apfelessig in der Küche

Ärzten als vorbeugend gegen Krebserkrankungen bezeichnet. Außerdem sind aufbauende Rezepturen enthalten, die besonders für Menschen gedacht sind, die nach einer Operation oder längerer Bettlägerigkeit wieder zu Kräften kommen sollen.

Aufbauende Gerichte

Trinkmüsli

2 Teelöffel Sultaninen oder Korinthen,
$1/2$ Apfel
5 Teelöffel Vollkornhaferflocken
1 Teelöffel Haselnußmus oder sehr feingemahlene Nüsse
2 Teelöffel Sahne
$1/4$ Liter Wasser
Zimt

Die Weinbeeren in einem Sieb waschen und mit dem Wasser in einen Topf geben. Den Apfel schälen, entkernen und kleingeschnitten dazugeben. Haferflocken und Zimt darunterrühren und das Ganze aufkochen. Nach 3 Minuten vom Herd nehmen, abkühlen lassen. Das Nußmus hinzufügen und im Mixer fein pürieren. Zum Schluß Sahne darunterrühren. Ist Ihnen das Getränk zu süß, können Sie statt der Sahne auch Joghurt verwenden.

SORGFÄLTIG KAUEN

Wenn Sie Äpfel roh verzehren oder eines der folgenden Rezepte zubereiten, dann achten Sie vor allem darauf, lange und gründlich zu kauen. Denn es ist sehr wichtig, daß möglichst alle Zellwände zermahlen werden, um das hochwirksame Pektin freizusetzen. Auch viele Enzyme und andere Wirkstoffe werden beim Kauen aufgeschlossen, wenn sie mit dem Speichel in Kontakt kommen.

Apfelreis

1 Eßlöffel Reisflocken
1 Apfel, Zimt,
2 Teelöffel Honig
$1/4$ Liter Wasser

Den geschälten, entkernten und in kleine Würfel geschnittenen Apfel zusammen mit den Reisflocken und dem Zimt im Wasser aufkochen. Den Topf nach 2 Minuten vom Feuer nehmen, wenn die Äpfel weich sind. Kurz abkühlen lassen, mit dem Mixer kurz pürieren und mit Honig würzen.

Hirsebrei mit Apfel

1 Apfel
1 Eßlöffel Trockenpflaumen
2 Eßlöffel Hirse
etwas Zimtrinde
0,2 Liter Wasser

Apfelessig in der Küche

Die Trockenpflaumen waschen und kleinschneiden, den Apfel schälen, entkernen und in kleine Würfel schneiden. Alles zusammen in einem Topf aufkochen, eine Viertelstunde bei kleiner Hitze weiterköcheln und anschließend knapp 10 Minuten abkühlen lassen, bis die Hirse ausgequollen ist. Vor dem Essen die Zimtstange entfernen.

Zwiebackbrei mit Apfel

3 bis 4 Scheiben Zwieback
0,1 Liter Wasser
Milch
1 Apfel

Den Zwieback in grobe Stücke brechen, den Apfel schälen und entkernen. Die Milch aufkochen und über den Zwieback geben. Den Apfel fein reiben, unter den Zwieback geben und möglichst warm servieren. Sie können dies Gericht auch kalt zubereiten und anstelle von Milch z. B. Buttermilch verwenden. Diese Rezeptur eignet sich auch für Patienten, die unter Durchfall leiden oder sehr empfindlich auf Nahrung reagieren.

Himmel und Erde

2 Kartoffeln
1 Apfel
etwas Salz und Zucker
0,1 Liter Wasser

Die Kartoffeln schälen und in kleine Würfel schneiden. In dem leicht gesalzenen Wasser 5 Minuten kochen. Den Apfel schälen, entkernen und vierteln, auf die Kartoffelstückchen geben. Weitere 8 bis 10 Minuten kochen, nach Geschmack Zucker hinzufügen und im Mixer pürieren.

Hafer-Kraftmüsli

Von folgenden Zutaten je 2 Eßlöffel mischen: Rosinen, gehackte Haselnüsse, Sojaflocken, Haferkleie, Vollkornhaferflocken und Leinsamen.
1 Eßlöffel Kakaopulver
1 geschälter, entkernter und kleingewürfelter Apfel
100 Gramm Beeren nach Geschmack
0,2 Liter Milch
2 Teelöffel Honig

Aus allen Zutaten das Müsli mischen und mit der heißen oder warmen Milch übergießen. Den Honig darunterrühren, der nach Geschmack auch durch Ahornsirup ersetzt werden kann.

Apfelessig in der Küche

Rezepte für jeden Tag

Brotaufstrich

1 Apfel
1 Zwiebel
3 Knoblauchzehen
100 Gramm geschälte rote Linsen
2 Eßlöffel Reis- oder Gerstenmiso
Lorbeerblatt
2–4 Gewürznelken
schwarzer Pfeffer
Thymian
0,4 Liter Wasser
2 Eßlöffel Öl

Die Linsen in dem Wasser mit den kleingeschnittenen Zwiebeln, dem Knoblauch und dem geschälten, entkernten und geviertelten Apfel sowie den Gewürzen in ca. 20 Minuten lang weichkochen. Das restliche Wasser abgießen. Den Miso (eine Paste, die Sie im Reformhaus bekommen) mit dem Öl verrühren. Die Linsen durch ein Sieb streichen oder durch die Kartoffelpresse geben und nach und nach unter das Miso rühren. Die Creme, die einen hervorragenden Brotaufstrich abgibt, können Sie im Kühlschrank bis zu 5 Tage lang aufheben.

Apfel-Käse-Brot

2 Scheiben Roggenbrot
1 Apfel
etwas Butter
Salatblätter
50 g Hartkäse, (Edamer, Emmentaler)
1/2 rote Zwiebel
2 Teelöffel Walnuß- oder Olivenöl
1 Teelöffel Senf
1 Eßlöffel Crème fraîche oder Joghurt
Salz
Pfeffer
Schnittlauch

Die Brotscheiben sehr dünn mit der Butter bestreichen, mit den Salatblättern belegen. Den Käse und den geschälten, entkernten Apfel sowie die Zwiebel würfeln. Die Zutaten mit Öl, Senf, Crème fraîche und den Gewürzen verrühren. Den Belag auf das Brot geben und mit Schnittlauch bestreuen.

Waldorfsalat

1 großer Apfel
100 Gramm rote Weintrauben
200 Gramm Sellerieknolle
2 Eßlöffel Walnußkerne
Schnittlauch
schwarzer Pfeffer
0,1 Liter Buttermilch
1 Eßlöffel Walnußöl
1 Teelöffel Senf

Den gewaschenen und geschälten Sellerie grob raspeln, den geschälten Apfel ebenfalls raspeln. Sofort in die mit Senf, Öl und Gewürzen verrührte Buttermilch geben, damit sie nicht braun anlaufen. Die Weintrauben halbieren und entkernen, unter den Salat mischen. Mit Walnußkernen und Schnittlauch bestreut servieren.

Apfelessig in der Küche

Obst-Käse-Rohkost

1 Apfel
1 Birne
100 g Weintrauben,
100 g Zwetschgen
50 g Hart- oder Schafskäse
2 TL Zitronensaft
Muskatnuß
weißer Pfeffer

Zwetschgen entsteinen und in Scheiben oder Streifen schneiden. Weintrauben halbieren und entkernen. Apfel und Birne in Achtel schneiden, Kernhaus entfernen, in feine Scheiben schneiden. Käse reiben bzw. Schafskäse mit der Gabel zerdrücken, mit Zitronensaft, Muskat und Pfeffer verrühren, evtl. mit 1-2 EL Wasser flüssiger machen. Mit den Früchten vermischen.

Rettichsalat

1 großer Apfel
1 mittelgroßer schwarzer Rettich
1 kleine Zwiebel
50 g Hüttenkäse
2 TL Öl
1 TL Apfelessig
Schnittlauch
Salz

Apfel schälen, Kernhaus entfernen, raspeln. Rettich schälen und raspeln. Beides sofort mit dem Apfelessig vermischen. Salz, Öl, gewürfelte Zwiebel und Hüttenkäse dazugeben, gut vermischen und mit Schnittlauch bestreuen. Ist der Salat zu sauer oder zu salzig, 1-2 EL Apfelsaft oder etwas Honig zugeben.

Grünkernsuppe mit Apfel und Linsen

40 g Grünkernschrot
300 g Zucchini
1 großer säuerlicher Apfel
2 EL Linsen
2 EL saure Sahne
1 TL Majoran
Schale von 1/4 unbehandelten Zitrone
Salz
Lorbeerblatt
schwarzer Pfeffer
Currypulver
3/4 Liter Wasser

Grünkern und Linsen 15 Minuten auf kleiner Flamme köcheln lassen. Apfel schälen und klein würfeln, Zucchini klein würfeln. Beides zugeben und weitere 15 Minuten garen, dann mit Majoran würzen. Saure Sahne mit Curry (nach Geschmack), Zitronenschale und Salz verrühren und die Suppe damit binden.

Rotkrautsuppe

200 g frisches Rotkraut
1 großer säuerlicher Apfel
1 Zwiebel
1 Zucchino
1 EL (Vollkorn-)Grieß

Apfelessig in der Küche

2 Kartoffeln
2 Frühlingszwiebeln mit Grün
100 g Mascarpone
Frischkäse oder Joghurt
2 TL Senf
0,2 Liter Apfelsaft
4 Nelken
2 TL Senf
schwarzer Pfeffer
Salz
½ Liter Wasser

Kraut feinschneiden, Apfel schälen, vierteln, entkernen und in feine Scheiben schneiden. Zwiebel schälen und mit den Nelken spicken. Alles in einen Topf geben, mit Apfelsaft und Wasser aufkochen und ca. 5 Minuten köcheln lassen. Zucchino grob raspeln, salzen; das Weiß der Frühlingszwiebeln feinschneiden; Kartoffeln schälen und würfeln. Gemüse mit dem Grieß zur Suppe geben und weitere 10 Minuten garen. Mascarpone mit 2 EL Apfelsaft und Senf glattrühren. Zwiebelgrün in Ringe schneiden. Suppe vom Herd nehmen, Mascarpone bis auf 2 EL untermischen, mit Salz und Pfeffer abschmecken. Auf 2 Teller verteilen, je 1 EL Mascarpone in die Mitte geben und mit Zwiebelröhrchen bestreuen.

Buntes Sauerkraut

100 g Sauerkraut
100 g Chinakohl,
1 Apfel
1 kleine Kartoffel
1 kleine Möhre
1 kleine rote Zwiebel
2 Zehen Knoblauch
Thymian
Lorbeerblatt
Olivenöl
Schnittlauch
¼ Liter Wasser

Chinakohl feinschneiden, Apfel und Kartoffeln reiben, Möhre raspeln, Zwiebel würfeln, Knoblauch hacken. Alles mit Sauerkraut, Lorbeerblatt und Thymian aufkochen und gut verrühren. 20 Minuten köcheln lassen. Vom Herd nehmen und Öl und Schnittlauch untermischen.

Raffinierte Salatsaucen

Pro Portion:
2 EL Olivenöl
1 EL Apfelessig
Senf
frische Kräuter
¼ TL Salz
schwarzer Pfeffer

Rühren oder mixen Sie die Zutaten zu einer Marinade. Nach Geschmack können Sie 1–2 EL Apfelsaft oder Honig zugeben. Als Variation können Sie ¼ zerquetschte Knoblauchzehe, etwas Sardellenpaste oder 1 EL Mayonnaise dazugeben.

Register

Abszesse 29, 30
Akne 15
Apfelessig-Therapie 17
Appetitlosigkeit 10
Arteriosklerose 18
Asthma 31
Atemnot 10, 31
Aufstoßen 10, 20
Ausschläge 10, 29, 30

Bakterien 14, 15
Ballaststoffe 18
Bauchschmerzen 15
Blähungen 10, 15, 20
Blasenleiden 7, 15, 31
Blutergüsse 4, 10, 24
Bluthochdruck 16

Cholesterin 18, 22

Darminfektionen 10
Darmträgheit 4, 10
Durchfall 4, 10, 15, 20
Durchschlafstörungen 10

Entschlackung 22
Enzyme 7, 8, 15
Erkältungen 7, 10, 25
Erschöpfungszustände 22
Essigbakterien 12
Essiggärung 12
Essigsäure 4, 6, 7,9, 11, 14, 16

Fette 15, 16
Fieber 4, 25
Furunkel 10, 15, 29, 30

Fußschweiß 38

Gärung 11
Gelenkschmerzen 10, 31
Gereiztheit 10
Gesichtsmaske 35
Gesichtswasser 37
Gicht 15, 23, 31
Grippe 25

Haarausfall 10, 37
Haarpflege 37
Halsschmerzen 10, 25
Hämorrhoiden 10, 28
Hautkrankheiten 7, 29
Hautpflege 33
Hautreizungen 10
Hefepilze 14
Heiserkeit 26
Herz 28
Herzbeschwerden 7
Herzinfarkt 18
Hexenschuß 32
Hühneraugen 10, 38
Husten 10, 27

Infektionen 25
Insektenstiche 10, 23
Ischias 15

Jucken 10, 30

Kalium 8
Kalzium 8, 18, 19
Kohlenhydrate 15, 16
Konservierung 14

Register

Konzentrationsschwierigkeiten 10
Kopfschmerzen 15, 10
Körpergeruch 34
Krampfadern 28
Krebs 17

Lebensmittelvergiftung 10, 21

Magnesium 8
Mineralien 7, 8
Müdigkeit, chronische 23
Mundgeruch 21
Mundbläschen 27
Muskelschmerzen 10, 22
Muskelschwäche 10, 18
Muskelzerrungen 24

Nachtschweiß 31
Nasenbluten 25
Nebenhöhlenentzündung 26
Nervenschmerzen 32
Nervosität 10
Nesselfieber 19
Nierenleiden 7

Ohrenschmerzen 27
Osteoporose 19

Pektin 18
Phantomgeräusche 29
Phosphor 8
Pickel 10, 15
Pilzinfektionen 10, 15
Prellungen 4, 24
Pusteln 29

Rheumatische Krankheiten 23
Rötungen der Haut 9

Schimmelpilze 14
Schlafstörungen 23
Schlaganfall 18
Schleimbeutelentzündung 32
Schleimhautentzündung 28
Schnupfen 10, 27
Schuppen 37
Schweißausbrüche 15, 23
Schwellungen 4
Schwindel 23, 24
Sodbrennen 10, 20
Sonnenbrand 10, 24
Stiche 4
Stoffwechsel 16, 22

Übelkeit 10, 24

Verbrennungen 10, 24
Verdauungsstörungen 7, 10, 21
Vergeßlichkeit 10
Verletzungen 7, 23
Verstimmung, depressive 10, 15
Verstopfung 4, 10
Vitamine 7, 8
Völlegefühl 10

Warzen 10, 29

Zahnfleischentzündung 10
Zerrungen 10

In der Reihe »Mutter Natur« sind im
Urania Verlag ferner erschienen:
Sanfte Behandlung und Pflege mit Teebaumöl
(Nr. 623-1)
Natürlich stark und gesund durch Knoblauch
(Nr. 620-7)
Mehr Power durch Nachtkerzenöl (Nr. 621-5)
Lebenskraft tanken mit Weißdorn (Nr. 617-7)
Frisch und munter durch Obst-Enzyme (Nr. 622-3)
Natürlich fit und vital mit Ginseng (Nr. 619-3)
Vorbeugen und heilen mit der Kraft des Ginkgo
(Nr. 616-9)
Heilen und pflegen mit den Wirkstoffen des
Grapefruitkerns (Nr. 625-8)

Die Deutsche Bibliothek –
CIP-Einheitsaufnahme

Waldmann, Klaus P.:
Natürlich gesund und aktiv mit Apfelessig : Mangelerscheinungen, Verdauungsbeschwerden und Schmerzen mit den Heilkräften des uralten Hausmittels beseitigen / Klaus P. Waldmann. – Berlin : Urania, 1998
(Sanft heilen mit Mutter Natur)
ISBN 3-332-00618-5

© 1997 by Urania-Verlag in der Dornier Medienholding, Berlin
3. Auflage 1998

Umschlaggestaltung: **S/L Kommunikation**
Titelbild: **StockFood/S.&P.Eising**
Lektorat: **Dr. Reitter & Partner Verlag GmbH,
85591 Vaterstetten**
Satz: **Dr. Reitter & Partner Verlag GmbH,
85591 Vaterstetten**
Druck: Westermann Druck, Zwickau
Printed in Germany

Gedruckt auf alterungsbeständigem Papier mit chlorfrei gebleichtem Zellstoff

Die Verwertung der Texte und Bilder, auch auszugsweise, ist ohne Zustimmung des Verlages urheberrechtswidrig und strafbar. Dies gilt auch für Vervielfältigungen, Übersetzungen, Mikroverfilmung und für die Verarbeitung mit elektronischen Systemen.
Die Ratschläge in diesem Buch sind von Autor und Verlag sorgfältig erwogen und geprüft, dennoch kann eine Garantie nicht übernommen werden. Eine Haftung des Autors bzw. des Verlags und seiner Beauftragten für Personen-, Sach- und Vermögensschäden ist ausgeschlossen.

Orginalausgabe
ISBN 3-332-00618-5